U0209167

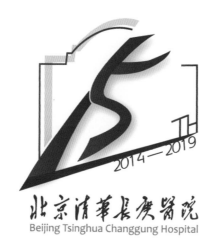

北京清华长庚医院
Beijing Tsinghua Changgung Hospital

谨以此书向北京清华长庚医院建院 5 周年献礼！

清华长庚临床病例精粹

神经病学分册

武　剑　主编

清华大学出版社
北京

内 容 简 介

本书汇集了神经内科自北京清华长庚医院开院以来所积攒的绝大部分经典的有教学意义的病例，其中包括神经内科常见病如脑血管病、感染和免疫疾病、神经肌肉病、神经变性病、遗传代谢病等，此外还包括一些少见的典型病例如自身免疫性脑炎、肥厚性硬脑膜炎、肌病、周围神经病、运动神经元病等，涉猎广泛，每份病例内容在充分展示个体相关信息以外，还对每个病种进行文献综述，以帮助读者更好理解病例，并能在临床实践中举一反三。针对部分感兴趣的读者，我们还推荐了1～2篇值得细读的文献以帮助大家进一步深入地理解某种疾病。本书主要面向的读者群为临床住院医师及低年资主治医师，用于巩固临床基本功，拓展眼界，以便更好地服务于临床。

图书在版编目（CIP）数据

清华长庚临床病例精粹. 神经病学分册 / 武剑主编 . — 北京：清华大学出版社，2019.11
ISBN 978-7-302-54046-5

Ⅰ.①清… Ⅱ.①武… Ⅲ.①临床医学－病案②神经病学－病案 Ⅳ.① R4

中国版本图书馆 CIP 数据核字（2019）第 239873 号

责任编辑：李　君　周婷婷
封面设计：何凤霞
责任校对：王淑云
责任印制：丛怀宇

出版发行：清华大学出版社
　　　　　网　　　址：http://www.tup.com.cn, http://www. wqbook. com
　　　　　地　　　址：北京清华大学学研大厦 A 座　　　邮　　编：100084
　　　　　社 总 机：010-62770175　　　　　邮　　购：010-62786544
　　　　　投稿与读者服务：010-62776969, c-service@tup.tsinghua.edu.cn
　　　　　质量反馈：010-62772015, zhiliang@tup.tsinghua.edu.cn
印 装 者：三河市龙大印装有限公司
经　　销：全国新华书店
开　　本：185mm×260mm　　印　张：12.75　　插　页：1　　字　数：299 千字
版　　次：2019 年 11 月第 1 版　　　　　印　次：2019 年 11 月第 1 次印刷
定　　价：138.00 元

产品编号：084473-01

《清华长庚临床病例精粹》专家委员会名单

主 任 委 员　董家鸿

副主任委员　姜　泊　徐沪济　张　萍　王　劲　李建兴
　　　　　　廖秦平　陈旭岩　许　媛　郑卓肇

委　　　员　（按姓氏拼音排序）

何　榕　胡卫国　黄　缘　黄彦弘　黄振宇
蒋　绚　李恕军　李昕权　李元新　李月红
刘　芳　卢　倩　罗　斌　马序竹　缪国斌
牟向东　潘勇卫　唐红卫　王贵怀　吴巍巍
武　剑　肖建中　肖嵩华　杨建民　张振宇

《清华长庚临床病例精粹——神经病学分册》
编者名单

主　　　编　武　剑

副　主　编　张　菁　冯新红

编　　　者　（按姓氏拼音排序）

　　　　　　冯新红　付　伟　黄　丽　李　珺

　　　　　　李秀丽　赵　蕾　张　菁　张小峰

编写组秘书　李秀丽

General Preface

正值北京清华长庚医院 5 周年院庆之际，《清华长庚临床病例精粹》丛书第一辑问世。

作为借鉴台湾长庚纪念医院先进经验的大型综合性公立医院，北京清华长庚医院汇聚了一批杰出的海内外专家，整体医疗服务已达到国内一流水平，开业 5 年来形成具有清华长庚特色的诊疗疾病谱。作为国家住院医师规范化培训基地、国家专科医师规范化培训试点基地，北京清华长庚医院在为各类患者提供高效、优质、经济的诊疗服务的同时，积攒了大量临床教学病例和丰富的诊疗经验。为了帮助住院医师、青年主治医师更好地提升临床诊疗水平，培养科学严谨的临床诊疗思维能力，医院组织各科资深骨干师资遴选了典型的常见病、多发病病例，汇集成册，希望成为年轻医师手边的工具书。

《清华长庚临床病例精粹》丛书第一辑包括 7 个分册，分别收集了内科学、外科学、肝胆胰外科、妇产科学、神经病学、急重症暨感染病学、放射影像学的典型病例 300 余例。每一病例大致从病历摘要、临床决策、讨论与总结、专家点评、亮点精粹几大方面详细阐述，无不凝聚了全体编者的心血。

本丛书的编写、出版得到业界领导与专家的大力支持，在此表示衷心感谢。由于时间有限，本丛书中的内容及篇幅有待完善，希望对广大的医疗同仁有所裨益。

2019 年 11 月 8 日
于北京清华长庚医院

Foreword 前 言

神经内科是一个充满神秘色彩的独立二级学科，在揭秘每一个疑难经典病例的时候，所经历的层层剥茧的过程每每引人入胜，一个神经病学者最大的乐趣不过如此。而随着医学科学的进步，一些神经系统疾病的诊断进展到分子诊断和高清影像学，治疗也从药物治疗进展到内外兼治的阶段，目前神经内科也已经进入"精准"医疗时代，临床病理诊断、基因诊断均已成为常规。现阶段各类疾病诊治的专家共识、医疗规范以及指南等层出不穷，指导着各类神经疾病的诊治，但上述指导仍然需结合个案个体化理解和分析，且仍有少数神经内科疑难少见病例缺乏一定的指导规范，需从个案经验中吸取教训。因此病例报道分析仍存在其学习价值，以帮助临床医生增加经验，在认识疾病的道路上能事半功倍。

本书收集了清华大学附属北京清华长庚医院神经内科近 4 年的病例共 39 例，内容涵盖脑血管病、神经感染免疫、周围神经病、神经肌肉病、遗传代谢病、运动障碍病变等几大种病变，每例均按照发生发展过程，诊治过程及反应进行描述，最后附上一例关于该类疾病的文献综述，以帮助读者进行知识点分析和很好地理解该例病例。

本书汇集了科室 8 名主治医师提供的病例，并经过科室全体讨论定稿，最终成书。受作者学术及水平所限，且事情总是发展变化的，比如一些诊疗条件或者患者本人完成检查的意愿等方面限制，本书在编写过程中也存在一定的不足。我们将在以后的日子里，继续总结典型病例，并期望能做到不断更新，不断进步。

武 剑

2019 年 10 月 1 日

Contents

目 录

第1章 脑血管病

病例1 行走右偏1天

一、病史

一般情况：患者男性，71岁，退休干部，发病时间2016年11月1日。

患者1天前突发行走右偏，身子右侧倾斜，并自觉头晕，右手指尖麻木感。上述症状持续，无视物旋转、恶心呕吐，无肢体无力，无言语不清、视物不清等症状。上述不适症状持续，不缓解。至外院就诊，行头颅磁共振成像（MRI）平扫提示双侧多发梗死缺血灶，部分软化灶形成；垂体可疑结节，未见明显新发梗死病灶。未给予药物治疗。患者症状持续，无明显改善，为求进一步诊治至我院急诊。查体可见行走右偏，Romberg征阳性，余神经系统查体未见明显异常。急诊以"脑梗死可能"为诊断收入病房。患者发病以来意识清，精神可，睡眠及饮食可，大小便正常，体重无减轻。

既往史：10岁以前间断出现鼻出血，后逐渐好转，既往曾间断查血常规提示血小板低于正常，但未系统诊治。11年前外院超声检查提示颅内动脉狭窄，未出现肢体无力、麻木等症状，间断服用氯吡格雷、阿托伐他汀。11年前患糖尿病，二甲双胍1片，每日3次，口服、瑞格列奈1片，每日3次，口服，甘精胰岛素注射液15U，皮下注射，每晚1次治疗，未规律监测血糖。余无特殊。

个人史：无特殊。

婚育史：适龄结婚，育有1子，妻子体健。

家族史：糖尿病家族史。

二、内科系统体格检查

体温36.5℃，脉搏74次/min，呼吸频率20次/min，左侧血压149/83mmHg（1mmHg＝0.133kPa），右侧血压149/83mmHg。内科系统查体未见明显异常。

三、神经系统专科检查

一般情况：意识清，精神可。

精神智能状态：言语流利，对答切题，定向力、理解力、记忆力、计算力、执行力正常。

颅神经：未见明显异常。

运动系统：四肢肌力Ⅴ级，肌张力正常，双侧肢体腱反射对称，双侧病理征阴性。

感觉系统：双侧肢体深浅感觉对称。

共济运动：双侧指鼻试验稳准，双侧跟膝胫试验稳准。

步态：行走右偏。

脑膜刺激征：阴性。

Romberg 征：阳性。

四、入院时神经系统评分

美国国立卫生研究院卒中量表（NIHSS）评分：1分。

五、病情变化

患者入院后病情波动，入院第2天出现左侧臀部温度觉减低，入院第3天出现左侧下肢痛觉及温度觉减低，入院第4天左侧痛温觉障碍平面上升至左侧T5水平。入院第6天出现右侧面部麻木，角膜反射消失，右侧头颈部无汗。入院第8天出现右侧瞳孔缩小。

六、辅助检查

血液学检查：血常规、肝肾功能、凝血功能、感染四项、C-反应蛋白（CRP）、补体、类风湿因子、抗核抗体（ANA）、抗双链DNA（ds-DNA）抗体、抗可提取核抗原（ENA）抗体谱、抗磷脂抗体谱、血肿瘤标志物筛查：均正常。糖化血红蛋白：9.1%。血同型半胱氨酸：15.42μmol/L。血脂四项：甘油三酯（TG）1.81mmol/L，高密度脂蛋白胆固醇（HDL-C）1.02mmol/L，余正常。

尿干化学＋尿沉渣（流式法）：葡萄糖28mmol/L↑（3＋），余正常。

口服葡萄糖耐量及胰岛素、C肽释放试验：葡萄糖（空腹）5.71mmol/L，葡萄糖（1h）14.63mmol/L，葡萄糖（2h）15.00mmol/L↑；C肽（血）1.02ng/mL，胰岛素（1h）124.78mU/L，C肽（1h）5.13ng/mL，胰岛素（2h）70.41mU/L，C肽（2h）5.83ng/mL。

心电图：窦性心律、电轴无偏移。心脏超声：主动脉瓣钙化并微量反流，左室射血分数正常范围。

肝胆胰脾超声：脂肪肝。

血管检查：颈部血管超声：双颈动脉粥样硬化斑块形成。经颅多普勒超声（TCD）：左侧大脑中动脉局限性狭窄，左侧后交通支开放。头颈联合CT血管造影（CTA）：颈动脉、椎动脉及颅内动脉粥样硬化表现。

神经影像学：颈椎MRI平扫：颈椎退行性变，C4～T3间盘突出，继发C4～C5水平椎管狭窄。胸椎MRI平扫：胸椎退行性变，C7～T7间盘轻度突出。腰椎MRI平扫：腰椎退行性变，L4～L5间盘突出。胸椎MRI增强：胸椎退行性变，C7～T7间盘轻度突出。

头颅 MRI 平扫：脑白质轻度脱髓鞘改变，延髓右半侧急性腔梗灶，右基底节区陈旧腔梗灶。头颈 CTA 提示右侧椎动脉 V4 段斑块形成，管腔轻中度狭窄。入院后头颅 MRI 平扫及头颈联合 CTA 见图 1-1。

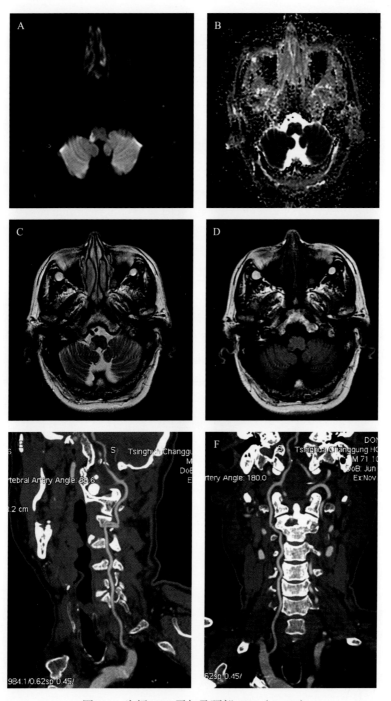

图 1-1　头颅 MRI 平扫及颈部 CTA（A～F）

七、诊断和讨论

诊断：1. 脑干梗死

　　　2. 延髓背外侧综合征

讨论：患者为老年男性，急性起病，起始症状为行走偏斜，首先考虑急性脑血管病。但患者发病 24 小时内头颅 MRI 平扫未见梗死病灶，且后续进展加重的浅感觉障碍以及感觉障碍平面提示脊髓病变可能。上述临床表现及检查结果均误导医生考虑非脑血管病变，直到后期患者出现交叉型感觉障碍、Horner 征表现才再次提示该患者为延髓背外侧综合征（Wallenberg 综合征）可能。复查头颅 MRI 平扫才显示出右侧脑干延髓背外侧区域新发梗死病灶，最终明确诊断。结合本例患者，我们需注意，部分急性脑梗死患者早期 MRI 的扩散加权成像（DWI）序列会存在不显现状态，对于可疑的患者必要时需复查头颅 MRI 平扫。另外，由于小脑后下动脉的变异较大，其供血区域多样，Wallenberg 综合征会有多种表现形式，部分可以脊髓病变样症状起病。此时要结合患者病情整体考虑，尤其需要详细观察记录患者每时每刻病情变化及体征改变情况，综合分析才能获得正确诊断。

八、综述：不典型的延髓背外侧综合征

Wallenberg 综合征，即延髓背外侧综合征，通常是小脑后下动脉或椎动脉闭塞或栓塞引起延髓区域梗死所致。该综合征 1895 年由 Wallenberg 最先报道，因而命名，其典型临床表现为五大主征：眩晕、恶心、呕吐伴眼震；交叉性感觉障碍，即病灶同侧面部及对侧肢体和躯干的痛温觉障碍；吞咽困难、声音嘶哑、饮水呛咳、病侧软腭麻痹以及咽反射减弱；患侧 Horner 征；患侧小脑性共济失调。1961 年，Fisher 总结了一些这一类表现的病例，归纳为 9 个受累及结构：前庭神经核，脊髓丘脑束，下行交感纤维束，疑核及其根丝，迷走背核，脊髓小脑束和／或绳状体，三叉神经脊束及其核，孤束核，薄束、楔束核等。

然而实际临床工作中往往少见典型的 Wallenberg 综合征表现，许多患者仅具有一个或几个症状，或以不寻常形式起病变化。不典型的 Wallenberg 综合征不仅表现为五大主征不完全，还可出现不同类型的感觉障碍分布，既往研究统计典型的交叉型感觉障碍仅见于约 26% 的患者，这就给临床诊断带来了较多误导。

关于 Wallenberg 综合征不典型感觉障碍分布表现既往研究和病例报道中多有提及，主要由于不同脑干区域梗死所致。主要感觉障碍分布形式及病变部位如下：

1. 对侧交叉来的脊髓丘脑侧束和同侧下行的三叉神经脊束和脊束核受累，三叉丘系未受累，表现为病灶同侧面部及对侧肢体的痛温觉减退或消失，此为经典型感觉障碍分布。

2. 同侧三叉神经脊髓束、三叉神经脊束核、交叉后的脊髓丘脑侧束受累的基础上，病灶范围更蔓延至延髓腹内侧，导致交叉的三叉丘系受累，临床表现为病灶同侧面部、病灶对侧面部及肢体均存在痛温觉障碍。

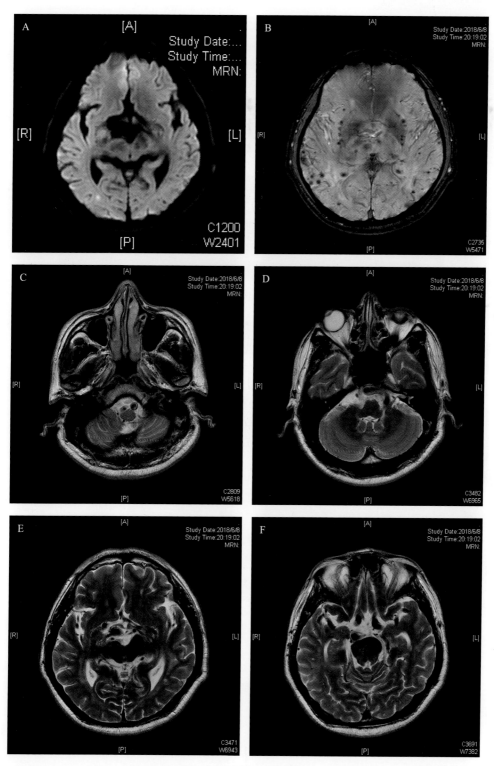

图 1-11 颅脑 MRI 所见

（A、B 平扫 DWI 及 SWI 可见多发性腔隙灶及微出血灶；C、D、E、F 显示椎动脉及基底动脉迂曲，扩张）

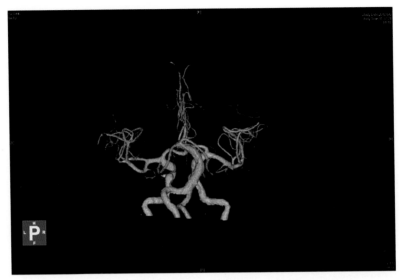

图 1-12　头部 CTA 所见：基底动脉延长、增粗、迂曲

征，结合头颅 MRI 可见 DWI 高信号，考虑急性脑梗死诊断成立。仔细阅片发现患者椎动脉及基底动脉增粗、迂曲明显，从而 TOAST 分型方面考虑其他已知病因（椎基底动脉延长扩张症）。鉴别诊断方面主要与其他病生理机制的脑梗死相鉴别。患者完善了心脏超声、动态心电图、头＋颈 CTA，以及凝血等方面检查，未找到可以解释多发腔隙性脑梗死的因素。

七、综述：椎基底动脉延长扩张症

椎基底动脉延长扩张症（vertebrobasilar dolichoectasia，VBD）是以椎基底动脉延长、扩张、迂曲为特征的脑血管病。随着神经影像技术的发展，VBD 的检出率明显升高，文献报道的检出率为 1.3%～18% 不等。

VBD 目前病因不清，认为与多种血管因素有关，包括年龄、高血压、性别等，其中基质金属蛋白酶与抗蛋白酶失衡备受关注，其导致动脉壁弹力纤维及平滑肌细胞损伤，以及血管壁重塑（图 1-13）。

VBD 临床表现多样[1]，轻症可以无症状，其临床表现主要来源于血管性事件以及压迫性事件两方面：血管性事件方面扩张动脉内收缩期流速减低，出现双向血流，血栓形成，加之血管迂曲、内皮损伤，继发动脉粥样硬化形成，从而表现出现缺血事件；血管中膜平滑肌层和内弹力层病变，高血压病的动脉硬化改变都可能造成出血性事件。压迫症状方面，扩张、迂曲的血管直接压迫脑干，出现颅神经麻痹，以 V、Ⅶ、Ⅷ常见，压迫还可出现脑干受压变形及脑积水（图 1-14）。

目前 VBD 的诊断主要依靠影像学检查[2]（图 1-14）。常用的诊断标准包括基于头颅 CTA 的 1986 年 Smoker 等[3] 诊断标准和基于 MRA 的 2004 年 Ubogu 等[4] 诊断标准。Smoker 诊断标准：基底动脉任何部位直径大于 4.5mm 和 / 或基底动脉的任何部位在走形中超出了斜坡或者鞍背的范围或基底动脉的分叉部位在鞍上池层面以上。根据基底动脉

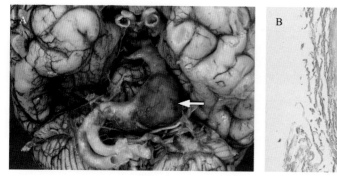
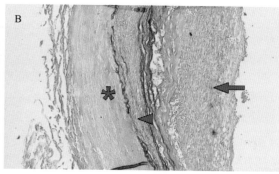

图 1-13　VBM 病理所见

（A 为大体病理所见基底动脉迂曲扩张；B 为 Masson 三色法染色显示血管腔内血栓，内弹力层断裂，弹力组织减少）

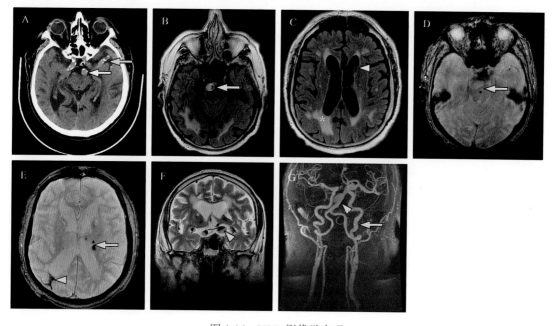

图 1-14　VBD 影像学表现

（A 为头颅 CT 可见扩张钙化的基底动脉（8 mm）、大脑中动脉（6 mm）；B、C 为 FLAIR 小血管病表现包括白质疏松及扩张的血管周围间隙；D、E 为 T2* 可见脑桥及侧脑室旁微出血，右侧大脑后动脉区域梗死及出血转化；F 为冠状位 T2 显示大脑中动脉扩张以及腔内血栓；G 为增强 MRA 显示基底动脉延长扩张）

分叉点位置，VBD 可分为 4 级，即分叉位于鞍背及以下为 0 级，位于鞍上池以内为 1 级，位于第三脑室水平为 2 级，高于第三脑室为 3 级。根据基底动脉横向偏移的位置也可分为 4 级，即位于鞍背或者斜坡中线为 0 级，位于鞍背或者斜坡旁正中之间为 1 级，位于鞍背或者斜坡旁正中到边缘 2 级，位于桥小脑脚池内为 3 级。而 Ubogu 诊断标准需要满足如下 3 项中任意一项：①椎动脉或者基底动脉任意部位直径大于 4.5mm；②基底动脉长度＞29.5mm 或者椎动脉颅内段长度＞23.5mm；③基底动脉横向偏移距离起始点到分叉间垂直连线＞10mm。

　　VBD 治疗目前缺乏一致意见，至今还没有预防动脉进一步扩张及延长的有效方法，因此，VBM 的治疗方法主要取决于其临床表现。建议对 VBM 患者严格控制血压，抗血小板的有效性及安全性没有充分证据，相对于抗凝的出血风险来讲，脑梗死更倾向于抗血小板治疗，而对于基底动脉直径＞10mm 的高危患者，抗栓要慎重。

　　VBD 的自然病程研究显示，前瞻性随访 156 例 VBM，平均随访时间 11.7 年，93 例（60%）患者出现一次以上临床事件：75 例患者发生卒中（59 例缺血性，21 例出血性），31 例出现新发压迫症状，2 例发生脑积水[5]。临床事件发生与 VBD 的严重程度明显相关，包括直径、分叉高度、侧向移位程度等。卒中是 VBM 主要死亡原因。

八、推荐阅读文献

［1］ PICO F, LABREUCHE J, AMARENCO P. Pathophysiology, presentation, prognosis, and management of intracranial arterial dolichoectasia [J] . Lancet Neurol, 2015, 14 (8): 833-845.

参 考 文 献

［1］ PICO F, LABREUCHE J, AMARENCO P. Pathophysiology, presentation, prognosis, and management of intracranial arterial dolichoectasia [J] . Lancet Neurol, 2015, 14 (8): 833-845.

［2］ SAMIM M, GOLDSTEIN A, SCHINDLER J, et al. Multimodality imaging of vertebrobasilar dolichoectasia: clinical presentations and imaging spectrum [J] . Radiographics, 2016, 36 (4): 1129-1146.

［3］ SMOKER W R, PRICE M J, KEYES W D, et al. High-resolution computed tomography of the basilar artery: 1. Normal size and position [J] . AJNR Am J Neuroradiol, 1986, 7 (1): 55-60.

［4］ UBOGU E E, ZAIDAT O O. Intracranial arterial dolichoectasia is associated with enlarged descending thoracic aorta [J] . Neurology, 2005, 65 (10): 1681-1682.

［5］ PASSERO S G, ROSSI S. Natural history of vertebrobasilar dolichoectasia [J] . Neurology, 2008, 70 (1): 66-72.

（赵　蕾）

病例 6　右侧肢体无力伴言语不清 4.5 小时

一、病史

　　一般情况：患者女性，39 岁，发病时间 2018 年 10 月 1 日。

　　患者 10 月 1 日下午 15:00 开车时突发右侧肢体无力，右上肢无法抬举，行走困难，伴言语不清、头晕，不伴黑蒙、不伴意识障碍，不伴头痛，15:53 就诊于我院急诊，当时 NIHSS 评分 3 分，予阿替普酶 0.6mg/kg 静脉溶栓治疗，患者言语不清缓解，右侧肢体无力明显好转。现为进一步诊治收入院。

既往史：半年前因嗜睡、含糊不清诊断为急性脑梗死，给予静脉溶栓及手术介入取栓治疗后未遗留后遗症。2002 年诊断风湿性心脏病，行心脏瓣膜置换术，术后长期口服华法林 1.25 片。否认高血压病、糖尿病、冠心病、房颤及脑梗死病史。无吸烟饮酒。否认肝炎病史及其密切接触史，否认结核病史及其密切接触史，否认血制品输注史，否认过敏史，预防接种史按计划进行。

个人史：原籍出生，无外地久居史，无血吸虫病疫水接触史，无地方病或传染病流行区居住史，无毒物、粉尘及放射性物质接触史，生活较规律，无缺乏体力活动等不健康生活习惯，无吸烟饮酒；无冶游史，无性病史。

月经婚育史：适龄结婚，育有 1 子 0 女，配偶体健。

家族史：无家族性遗传病、传染病史。

二、内科系统体格检查

体温 36.9℃，脉搏 104 次 /min，呼吸频率 20 次 /min，血压 139/75mmHg。

发育正常，营养良好，意识清，精神可，无慢性病容，平车入病房，查体合作。心肺查体阴性，腹部查体未见明显异常。

三、神经系统专科检查

一般情况：意识清楚，精神状态一般表现良好，情绪良好，右利手，言语清晰流利，定向力（时间，地点，人物）粗测无减退，计算力粗测无减退，近记忆力粗测无减退，远记忆力粗测无减退，理解力粗测无减退。无妄想，无幻觉，无错觉，自知力未见异常，查体配合。

精神智能状态：正常。

脑神经：双侧瞳孔等大，对光反射灵敏，双眼活动自如，双侧鼻唇沟对称。

运动系统：右侧肢体肌力Ⅴ级，左侧肢体肌力Ⅴ级。双侧肌张力正常。右侧膝腱反射（＋＋＋）。双侧 Babinski 征阳性。双侧感觉对称。双侧共济运动正常。

感觉系统：不能配合。

反射：四肢腱反射正常。

共济运动：正常。

脑膜刺激征：颈强直（－），Brudzinski 征（－），Kernig 征（－）。

四、入院时神经系统评分

NIHSS 评分 0 分。

五、辅助检查

血液学检查：血常规、生化、凝血结果未见异常。

半年前第一次脑梗死时急诊静脉溶栓前头颅 CT 检查见图 1-15，急诊静脉溶栓后进行桥接血管内取栓治疗时，全脑数字减影动脉造影（DSA）检查发现基底动脉尖闭塞（见图 1-16），随后进行取栓支架取栓（图 1-17），取栓后基底动脉分支均通畅（图 1-18）。且取栓后复查颅脑 CT 未见病灶出现（图 1-19）。

此次入院颅脑 CT 提示：左侧基底节区稍低密度病灶，详见图 1-20。

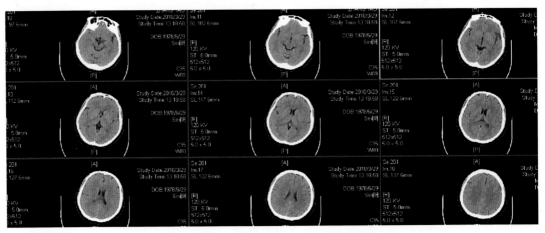

图 1-15　第一次急诊静脉溶栓前头颅 CT 检查

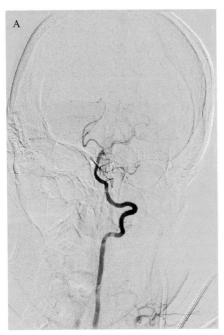
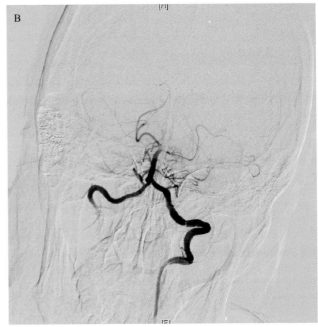

图 1-16　全脑 DSA 造影提示基底动脉尖闭塞，双侧大脑后动脉未显影（A、B）

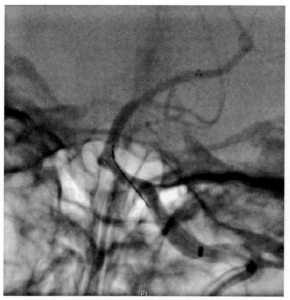

图 1-17　取栓支架通过闭塞段

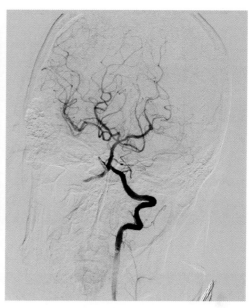

图 1-18　取栓后双侧大脑后动脉显影

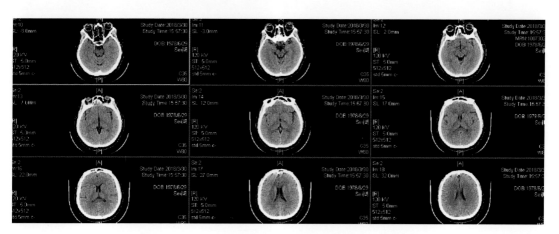

图 1-19　第一次急诊桥接取栓后头颅 CT 未见异常病变

此次入院后完善头颈部 CTA 检查见升主动脉前方囊状影，考虑动脉瘤，伴附壁血栓？右侧颈内动脉颅内段纤细，右侧颈内动脉虹吸部、左侧大脑中动脉 M1 段断续显影，见图 1-21。

进一步行主动脉 CTA 检查：升主动脉前方两处囊状影，考虑动脉瘤，假性动脉瘤可能性大，主动脉轻度粥样硬化，主动脉瓣、二尖瓣置换术后改变，见图 1-22。

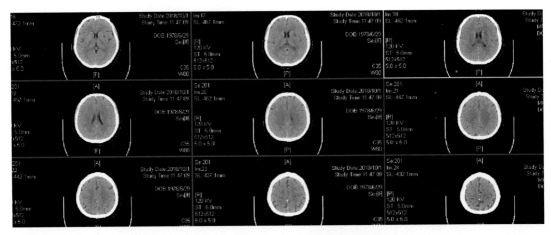

图 1-20　此次入院头颅 CT 检查

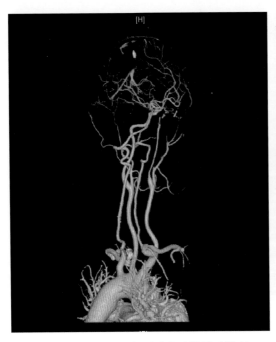

图 1-21　头颈 CTA 提示升主动脉弓动脉瘤

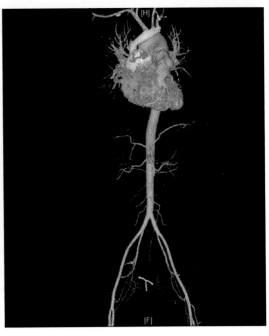

图 1-22　主动脉 CTA 提示升主动脉动脉瘤

六、诊断和讨论

诊断：急性脑梗死。

讨论：患者第一次脑梗死表现为头晕左侧肢体无力 1h，到达急诊，行头颅 CT 检查，结合查体诊断脑梗死，给予静脉溶栓治疗，过程中出现意识障碍，昏睡状态，四肢肌力下降。立即桥接血管内治疗，血管造影检查发现基底动脉尖闭塞。取栓支架取栓治疗，血管再通。追问病史，患者心脏换瓣术后长期口服华法林，近来服药不规律，停药 3 天。考虑与血栓形成有关。行心脏彩超检查未见瓣膜内栓子，继续抗凝治疗，此后患者规律服药。但患者半年后再次突然出现右侧肢体无力，考虑再次栓塞，凝血监测 INR 达标。进一步行头颈部 CTA 检查发现主动脉夹层动脉瘤改变，进一步行主动脉弓检查明确诊断为主动脉弓夹层动脉瘤。转北京安贞医院行主动脉夹层动脉瘤修补术。回顾病史，患者发生第一次脑梗死，病因考虑停抗凝治疗相关，结合第二次发现主动脉夹层，考虑病因与主动脉夹层关系密切。因此在临床上我们考虑病因以一元论为主，也需要完善全面检查后，排除其他因素，特别是脑栓塞性病变，有多种因素可以造成栓子形成及脱落。最终患者预后良好，没有后遗症。

七、综述：胸主动脉瘤

胸升主动脉瘤（TAA）：舒张末期主动脉直径 5～6cm 或主动脉大小指数（主动脉直径 / 体表面积）≥ 2.75cm/m^2[1]。对于遗传介导性胸主动脉瘤 / 夹层（TAAD）患者，包括综合征性疾病（如马方综合征、Loeys-Dietz 综合征、血管 Ehlers-Danlos 综合征和 Turner 综合征）和非综合征性疾病［如家族性 TAAD 或主动脉瓣二叶畸形（BAV）］，将更小的直径（如 4.5～5.0cm）或主动脉大小指数作为修复指征。对于接受主动脉瓣手术的非 Turner 综合征患者：舒张末期主动脉直径大于 4.5cm。虽然大多数 TAA 无症状，但 TAA 可产生多种症状和并发症，可能危及生命。脑卒中就是其中严重并发症。TAA 相关胸痛可能提示动脉瘤快速扩张、夹层或破裂。在真性 TAA 或胸腹主动脉瘤中，胸痛伴急性夹层证据可能是 TAA 的首发和唯一体征[2]。由动脉瘤引发症状的患者都应接受修复术[3]。对于未经治疗的大型胸升主动脉瘤或胸降主动脉患者，相比于任何其他病因，更可能死于动脉瘤相关并发症[4]。在数项病例系列研究中，接受内科治疗的患者中有 32%～68% 发生动脉瘤破裂，32%～47% 的死亡由破裂造成[5-9]。未接受修复的 TAA 患者的 1 年、3 年和 5 年生存率分别为 65%、35% 和 20%。对于正在接受保守治疗的无症状 TAA 患者，为了限制主动脉的进一步扩张，建议主要使用 β 受体阻滞剂来控制血压[2]。如果患者可耐受，目标收缩压为 105～120mmHg。另一项研究纳入了 380 例初发 A 型夹层存活者，其中 31 例死亡的原因包括：脑卒中、因夹层再发或假腔进行性扩张而复行主动脉手术、心肌梗死。因此积极手术干预是其主要手段。本病例为升主动脉瘤严重脑卒中并发症，因此积极控制原发病后预后良好，随访半年症状完全恢复，继续长期抗凝治疗。

八、推荐阅读文献

［1］中国卒中学会，中国卒中学会神经介入分会，中华预防医学会卒中预防与控制专业委员会介入学组. 急性缺血性卒中血管内治疗中国指南 2018［J］. 中国卒中杂志，2018，13（7）：706-729.

参 考 文 献

［1］DAVIES R R, GALLO A, COADY M A, et al. Novel measurement of relative aortic size predicts rupture of thoracic aortic aneurysms [J] . Ann Thorac Surg, 2006, 81 (1): 169-177.

［2］ PAPE L A, TSAI T T, ISSELBACHER E M, et al. Aortic diameter ＞or ＝ 5.5cm is not a good predictor of type A aortic dissection: observations from the International Registry of Acute Aortic Dissection (IRAD) [J] . Circulation, 2007, 116 (10): 1120-1127.

［3］ HIRATZKA L F, BAKRIS G L, BECKMAN J A, et al. 2010 ACCF/AHA/AATS/ACR/ASA/SCA/SCAI/ SIR/STS/SVM guidelines for the diagnosis and management of patients with thoracic aortic disease: a report of the American College of Cardiology Foundation/American Heart Association task force on practice guidelines, American Association for Thoracic Surgery, American College of Radiology, American Stroke Association, Society of Cardiovascular Anesthesiologists, Society for Cardiovascular Angiography and Interventions, Society of Interventional Radiology, Society of Thoracic Surgeons, and Society for Vascular Medicine [J] . Circulation, 2010, 121 (13): e266-369.

［4］ GRIEPP R B, ERGIN M A, LANSMAN S L, et al. The natural history of thoracic aortic aneurysms [J] . Semin Thorac Cardiovasc Surg, 1991, 3 (4): 258-265.

［5］ BICKERSTAFF L K, PAIROLERO P C, HOLLIER L H, et al. Thoracic aortic aneurysms: a population-based study [J] . Surgery, 1982, 92 (6): 1103-1108.

［6］ PRESSLER V, MCNAMARA J J. Thoracic aortic aneurysm: natural history and treatment [J] . J Thorac Cardiovasc Surg, 1980, 79 (4): 489-498.

［7］ CRAWFORD E S, DENATALE R W. Thoracoabdominal aortic aneurysm: observations regarding the natural course of the disease [J] . J Vasc Surg, 1986, 3 (4): 578-582.

［8］ DAVIES R R, GOLDSTEIN L J, COADY M A, et al. Yearly rupture or dissection rates for thoracic aortic aneurysms: simple prediction based on size [J] . Ann Thorac Surg, 2002, 73 (1): 17-27.

［9］ HANSEN P A, RICHARDS J M, TAMBYRAJA A L, et al. Natural history of thoraco-abdominal aneurysm in high-risk patients [J] . Eur J Vasc Endovasc Surg, 2010, 39 (3): 266-270.

［10］ CHIAPPINI B, SCHEPENS M, TAN E, et al. Early and late outcomes of acute type A aortic dissection: analysis of risk factors in 487 consecutive patients [J] . Eur Heart J, 2005, 26 (2): 180-186.

（张小峰）

病例 7　意识障碍 4 小时

一、病史

一般情况：患者女性，83 岁，家庭妇女，发病时间 2018 年 4 月 4 日。

患者家属诉 4h 前进入卧室时无异常，4h 后家属发现敲门无反应，呼唤患者可半睁眼，言语不能，无对答，余伴随症状不详，持续不缓解，家属呼叫急救车，送至我院急诊，查体：嗜睡，双侧瞳孔等大，对光反射灵敏，双眼右侧凝视，左侧鼻唇沟浅，左侧肢体肌力 0 级，右侧肢体可见自主活动。NIHSS 评分 12 分。与家属沟通后给予动脉取栓治疗，症状较前有所改善，为进一步诊治收入院。

既往史：否认高血压、糖尿病、冠心病、房颤等慢性病史，4 年前因子宫脱垂行子宫切除术，否认肝炎病史及其密切接触史，否认结核病史及其密切接触史，否认血制品输注史，否认过敏史。

个人史：原籍出生，无外地久居史，无血吸虫病疫水接触史，无地方病或传染病流行区居住史，无毒物、粉尘及放射性物质接触史，生活较规律，无缺乏体力活动等不健康生活习惯，吸烟史无，饮酒史无，无冶游史，无性病史。

婚育史：已绝经，适龄结婚，育有2子3女，配偶已逝。

家族史：无特殊。

二、内科系统体格检查

体温 37.2℃，脉搏 70 次 /min，呼吸频率 16 次 /min，血压 111/70mmHg。

发育正常，营养良好，嗜睡，无慢性病容，平车推入病房，查体合作。心肺查体阴性，腹部查体未见明显异常。

三、神经系统专科检查

一般情况：昏睡，无自发睁眼。

精神智能状态：不能配合。

脑神经：双侧瞳孔等大，对光反射灵敏，双眼右侧凝视，左侧鼻唇沟浅。

运动系统：左侧肢体肌力 0 级，右侧肢体可见自主活动。双侧病理征可疑阳性，双侧腱反射减退。

感觉系统：不能配合。

反射：四肢腱反射减低。

共济运动：不能配合。

步态：不能配合。

脑膜刺激征：颈强直（＋），Brudzinski 征（－），Kernig 征（－）。

四、入院时神经系统评分

NIHSS 评分 12 分，洼田饮水试验 5 级。

五、辅助检查

血液学检查：血常规、生化、凝血结果正常。

入院时头颅 CT 检查见：右侧半球稍肿胀，见图 1-23。

急诊介入 DSA 检查：3 型弓（图 1-24A），右侧大脑中动脉 M1 段末端闭塞（图 1-24B），远端一干显影。血管内取栓治疗：第一次微导管通过闭塞出，到达远端，微导管手推造影显

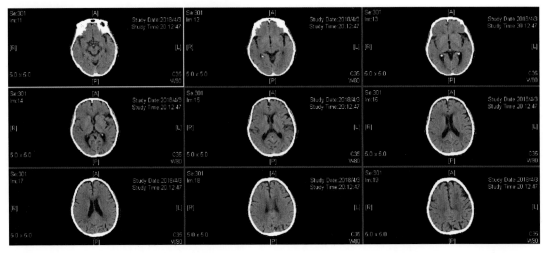

图 1-23　入院时头颅 CT 检查

示在真腔内（图 1-24C），放置取栓支架，支架打开（图 1-24D）。支架释放后造影显示血管通畅（图 1-24E）。撤出取栓支架后造影显示（图 1-24F）栓子移位至大脑中动脉 M2 段下干。再次置入微导管至 M2 下干远端（图 1-24G）。通过微导管造影显示在真腔，远端显影（图 1-24H）。再次释放取栓支架（图 1-24I），造影显示血管通畅（图 1-24J）。造影显示血流完全通畅（图 1-24K、图 1-24L）脑梗死溶栓分级（TICI）3 级。

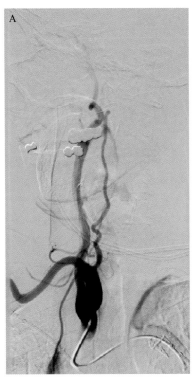
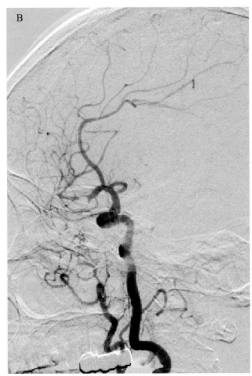

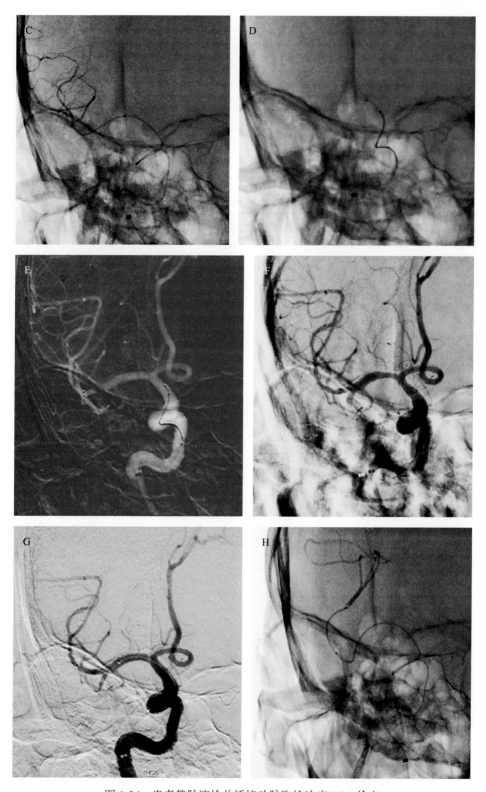

图 1-24　患者静脉溶栓并桥接动脉取栓治疗 DSA 检查

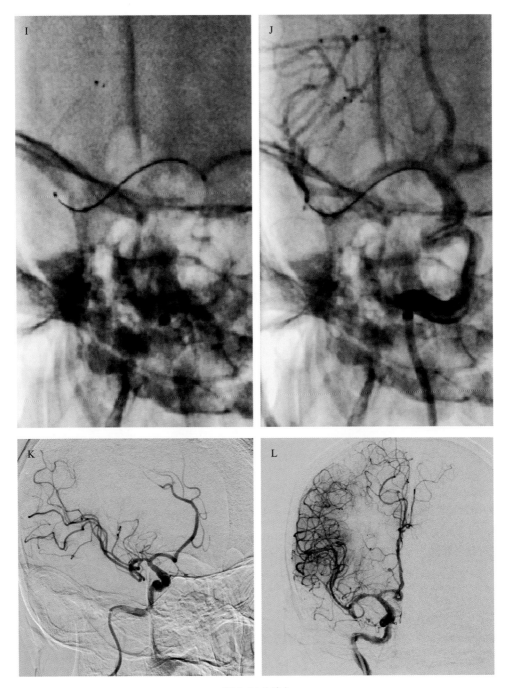

图 1-24（续）

　　术后复查头颅 CT 所见：脑沟系统可见高密度影，右侧外侧裂高密度聚集，不排除少量出血，造影剂为主，见图 1-25。

　　术后 72h 复查头颅 CT 见外侧裂及右侧脑沟少量高密度影，少量蛛网膜下隙出血，见图 1-26。

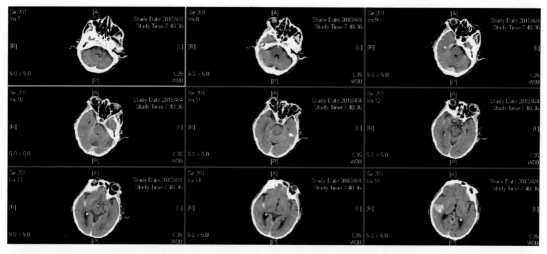

图 1-25 术后复查头颅 CT 检查

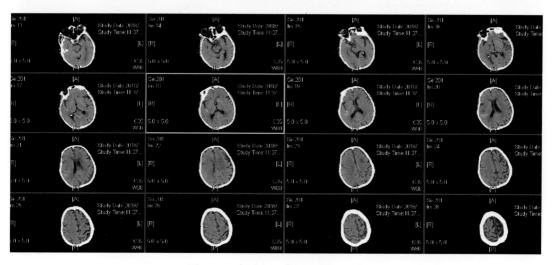

图 1-26 术后 72 h 复查头颅 CT 检查

术后 72h 复查头颅 MRI 检查见右侧外侧裂可见高信号，DWI 像可见右侧半球多发点片状高信号，见图 1-27。

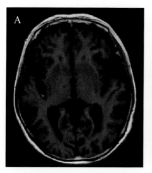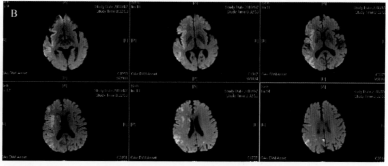

图 1-27 术后 72 h 复查头颅 MRI 检查（A、B）

六、诊断和讨论

诊断：急性脑梗死，右侧大脑中动脉 M1 闭塞。

讨论：患者突发意识障碍，查体提示双眼向右侧凝视，左侧肢体肌力下降。结合头颅 CT 检查，诊断急性脑梗死明确。且患者发病在 6 小时以内，采取静脉溶栓并桥接动脉取栓治疗，在血管内治疗过程中：患者高龄动脉硬化严重，血管过度迂曲，且 3 型弓，路径困难，采用交换技术建立通路，取栓共 2 次，第一次在大脑中动脉 M1 段，第二次在大脑中动脉 M2 处，第一次将栓子下拉过程中栓子脱落至 M2 下干，栓子移位，在 M2 段下干闭塞时，多项临床文献证实临床获益较大，因此决定取栓，M2 段血管迂曲，且在外侧裂处有曲折，此处取栓动作要轻柔缓慢，注意力度，本利采用支架半释放技术，一次取栓成功，血管完全通畅，术后发现患者出现少量蛛网膜下隙出血，与第二次取栓牵拉血管导致穿支损伤关系密切。患者症状回复好，言语肢体功能均恢复。

七、综述

概述：缺血性脑卒中是病理过程引起动脉内形成血栓，并通过降低远端血流量（低血流）或由于脱落的栓子碎片转移至更远端血管（动脉 - 动脉栓塞）而引起的脑卒中[1]。所有的血栓性脑卒中可分为大血管病变或小血管病变。

栓塞性脑卒中的栓塞指源于别处的碎片颗粒阻断到特定脑区域的动脉通路。由于病变不像血栓形成那样是局部的，所以局部治疗只能暂时缓解该问题；如果未识别并治疗栓塞的来源，可能会发生进一步的事件。

临床表现：起病特点是突发，时间甚至可以精确到分钟，症状很快达到高峰，可以出现意识障碍，昏迷，昏睡，双眼活动障碍，如凝视、瞳孔不等大、光反射消失、失语、构音障碍、肢体无力等[2]。

影像学表现：头颅 CT 常常可以看到低密度影，多见于发病 24h 以后[3]。但随着影像检查设备的进步，发病数小时即可看到征象，如脑沟变浅、脑回肿胀、灰白质交界不清、大脑中动脉高密度征等。MRI 在 DWI 像可超早期显影。颅脑 CTA、MRA、DSA 检查可见大脑动脉闭塞改变。

治疗：再灌注治疗——及时恢复血流是挽救尚未梗死的缺血脑组织的最有效方法。由于再灌注治疗对缺血性脑卒中的益处随着时间推移而持续减少，所以可实现该目的的治疗时间窗很窄。因此，脑卒中超急性期评估的一个重要方面是确定患者是否适合行静脉溶栓治疗或机械取栓治疗：对于可在脑卒中发作后 3～4.5h 内接受治疗且满足其他资格标准的急性缺血性脑卒中患者，采用阿替普酶［重组组织型纤溶酶原激活剂（recombinant tissue-type plasminogen activator，rt-PA）］进行静脉溶栓治疗可改善结局。与 rt-PA 标准剂量 0.9mg/kg 相比，使用 0.6mg/kg 剂量的脑内出血风险更低且疗效相近[4]。对于前循环近端大动脉闭塞导致缺血性脑卒中的患者，早期采用第二代支架取栓装置进行动脉内机械取栓治疗可改善结局。对于发病 6h 以内大动脉急性闭塞，静脉溶栓效果不佳可以联合血管内机械取栓治疗，对于大于 6h 患者可以通过评估筛选患者进行机械取栓治疗。

八、推荐阅读文献

［1］中国卒中学会，中国卒中学会神经介入分会，中华预防医学会卒中预防与控制专业委员会介入学组．急性缺血性卒中血管内治疗中国指南 2018 ［J］．中国卒中杂志，2018，13（7）：706-729.

参 考 文 献

［1］CAPLAN L R. Basic pathology, anatomy, and pathophysiology of stroke [M] // Caplan LR. Caplan's stroke: a clinical approach. 4th ed. Phiadelphia: Saunders Elsevier, 2009: 22.

［2］CAPLAN L R, GORELICK P B, HIER D B. Race, sex and occlusive cerebrovascular disease: a review [J]. Stroke, 1986, 17 (4): 648-655.

［3］WARDLAW J M, MIELKE O. Early signs of brain infarction at CT: observer reliability and outcome after thrombolytic treatment--systematic review [J]. Radiology, 2005, 235 (2): 444-453.

［4］YAMAGUCHI T, MORI E, MINEMATSU K, et al. Alteplase at 0.6mg/kg for acute ischemic stroke within 3 hours of onset: Japan Alteplase Clinical Trial (J-ACT) [J]. Stroke, 2006, 37 (7): 1810-1815.

（张小峰）

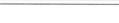

病例 8　头痛 10 天

一、病史

患者，男性，69 岁，就诊时间 2019 年 1 月 22 日。

患者入院前 10 天无诱因出现间断左侧颞部疼痛，每天上午出现，每次持续 4～5h，疼痛时伴动脉搏动，结膜充血、流涕；无恶心呕吐、肢体麻木无力、行走持物不稳、视物重影、构音吞咽障碍等不适；无双上肢发凉、疼痛等。头颅 CT 检查未见明显异常，为进一步诊治收入院。

一般情况：起病以来，意识清，精神、饮食、睡眠可，尿便正常，体重无明显变化。

既往史：高血压、高脂血症、冠心病支架术后。

个人史：否认烟酒嗜好，无毒物及特殊药物服用史。

婚育史：适龄结婚，子女体健。

家族史：结肠癌。

二、内科系统体格检查

体温 36 ℃，脉搏 67 次/min，呼吸频率 18 次/min，血压：右上肢 139/86mmHg，左上肢 143/82mmHg；双侧锁骨上窝可及动脉杂音，颈部未及血管杂音；左上肢脉搏较右侧弱。

三、神经系统专科检查

一般情况：神清语利。

精神智能状态：粗测定向力、自知力、记忆力、计算力正常。

脑神经：双侧瞳孔直径 2mm，光反射灵敏，眼动可，面部感觉对称存在，面纹对称，伸舌居中，无构音障碍及饮水呛咳。

运动系统：四肢肌力 Ⅴ 级，肌张力正常，双侧病理征（一）。

感觉系统：双侧深浅感觉对称存在。

反射：双侧腱反射对称引出。

共济运动：双侧指鼻、跟膝胫稳准，轮替可。

步态：正常。

脑膜刺激征：阴性。

四、入院时神经系统评分

mRS 评分 0 分，GCS 评分 15 分（E4V5M6）。

五、辅助检查

血液学检查：血脂：TC 3.77mmol/L，TG 1.37mmol/L，HDL-C 0.79mmol/L↓，LDL-C 2.38mmol/L；Hb-A1c 6.1 %↑；红细胞沉降率、血常规、空腹血糖、肝肾功、凝血六项、甲功七项、血清同型半胱氨酸、肿瘤标志物、心肌酶等未见异常。

动脉彩色多普勒超声：双侧颈动脉粥样硬化斑块形成，左侧椎动脉阻力指数增高（RI 1.0）；右侧锁骨下动脉窃血综合征（隐匿形），右侧锁骨下动脉起始部狭窄（PSV 250cm/s）。

经颅多普勒：左侧锁骨下动脉重度狭窄-闭塞，左侧锁骨下动脉Ⅲ期盗血频谱形态改变，盗血通路：左侧椎动脉→左侧锁骨下动脉；右侧锁骨下动脉中-重度狭窄，右侧锁骨下动脉Ⅰ期盗血频谱形态改变，盗血通路：右侧椎动脉→右侧锁骨下动脉；脑动脉硬化频谱形态改变，左侧颈内动脉颅外段轻-中度狭窄，双侧颈内动脉颅内段、左侧颈内动脉虹吸段局限性狭窄可能性大，左侧大脑后动脉局限性闭塞待除外，右侧大脑后动脉轻-中度狭窄。见图 1-28。

脑血管造影提示：左锁骨下动脉起始部闭塞伴Ⅲ期盗血；右锁骨下动脉重度狭窄；左颈动脉球部及左颈内动脉起始部轻度狭窄。见图 1-29。

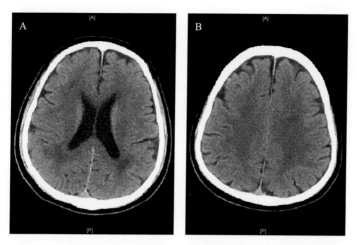

图 1-28　头颅 CT 平扫：双侧侧脑室旁及半卵圆中心脑白质低密度，可符合高血压脑白质病变（A、B）

（注：患者因冠心病冠脉支架术后未行 MRI 扫描）

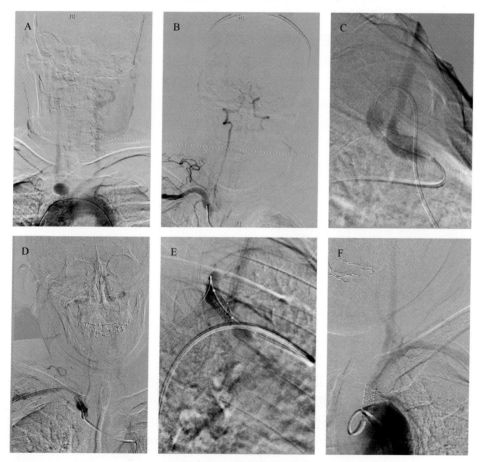

图 1-29　脑血管造影及双侧锁骨下动脉支架成形术

（A 为主动脉弓造影见左锁骨下动脉闭塞残端；B 为超选右锁骨下动脉造影见左椎动脉Ⅲ期盗血；C 为右锁骨下动脉起始部重
度狭窄；D、E 为右锁骨下动脉支架术后血流改善；F 为左锁骨下动脉再通及支架成形术后，左椎动脉血流正向）

六、诊断和讨论

主要诊断：1. 左锁骨下动脉闭塞伴完全型锁骨下动脉盗血综合征
2. 右锁骨下动脉重度狭窄伴隐匿性锁骨下动脉盗血综合征
3. 左颈动脉轻度狭窄
4. 多发颅内动脉狭窄
5. 丛集性头痛
6. 高血压 3 级（很高危组）
7. 高脂血症
8. 冠心病支架术后

讨论：患者因头痛主诉，经超声筛查发现锁骨下动脉狭窄及锁骨下动脉盗血血流动力学改变，经血管造影确诊左锁骨下动脉闭塞及右锁骨下动脉起始部狭窄；临床无上肢缺血或椎基底动脉缺血症状，仅可观察到双上肢脉搏减弱，由于双侧锁骨下动脉狭窄 - 闭塞性病变使双上肢血压差异不甚显著。老年患者，既往有高血压、高脂血症、冠心病等动脉粥样硬化危险因素及合并症，病因考虑为动脉粥样硬化性血管病变。

治疗与转归：患者双侧锁骨下动脉重度狭窄 - 闭塞伴锁骨下动脉盗血，有血管内治疗指征；先期行右锁骨下动脉支架植入术，术后患者右上肢血压较术前及左侧高 30mmHg，由此发现患者长期血压控制欠佳，加强血压管理；术后阿司匹林联合波立维抗血小板及阿托伐他汀钙降脂治疗；血管造影可见左锁骨下动脉残端，2 个月后行左锁骨下动脉成形及支架植入术，患者神经功能良好，无椎基底动脉及上肢缺血症状；复查超声锁骨下盗血现象消失。

七、综述：锁骨下动脉窃血综合征

概述：锁骨下动脉窃血指椎动脉因同侧的椎前锁骨下动脉存在有血流动力学意义的狭窄或闭塞所引起的血流逆行现象[1-3]；多没有临床症状。锁骨下动脉窃血综合征是指存在椎基底动脉供血不足或上肢动脉供血不足所致的有临床意义的症状。

流行病学：锁骨下动脉窃血综合征仅见于少数锁骨下动脉狭窄患者，锁骨下动脉狭窄及其所致的锁骨下动脉窃血更常发生在左侧（＞75%）[4, 5]。动脉粥样硬化是锁骨下动脉狭窄的最常见原因，其他危险因素还包括多发性大动脉炎、胸廓出口综合征、先天畸形以及继发于主动脉缩窄与法洛四联症修复手术[6]。

临床表现：多数锁骨下动脉狭窄患者没有临床症状，仅观察到双上肢血压之间的差异（相差＞15mmHg）。当出现症状时，最常见的原因是手臂缺血，如运动诱发的手臂疼痛、疲劳、发凉、感觉异常或麻木。椎基底动脉缺血的症状也不常见，可能包括以下症状、体征，如头晕或眩晕、共济失调、猝倒或晕厥、复视及偏盲、耳鸣及听力障碍等。

影像学表现：彩色多普勒超声锁骨下动脉收缩期峰值速度＞240cm/s 可预测严重（＞70%）

锁骨下动脉狭窄，也可证实同侧椎动脉血液倒流[7]。袖带加压有助于发现隐匿性或间歇性锁骨下动脉窃血。经颅多普勒超声可识别椎动脉与基底动脉中的血流方向。必要时可采用CTA、DSA等血管成像评估锁骨下动脉狭窄及鉴别伴同侧椎动脉疾病所引起的椎基底动脉缺血症状。

治疗：对锁骨下动脉或头臂动脉的狭窄，建议控制高血压、糖尿病、血脂异常和吸烟等相关危险因素；对于有症状的锁骨下动脉或头臂动脉狭窄，推荐抗血小板、他汀等药物治疗；锁骨下动脉或头臂动脉的狭窄（>70%）并发锁骨下动脉盗血综合征时，建议使用支架或开放性旁路移植外科手术治疗。

八、推荐阅读文献

［1］　中华医学会神经病学分会，中华医学会神经病学分会脑血管病学组. 中国头颈部动脉粥样硬化诊治共识［J］. 中华神经科杂志，2017，50（8）：572-578.

参 考 文 献

［1］　CONTORNI L. The vertebro-vertebral collateral circulation in obliteration of the subclavian artery at its origin [J] . Minerva Chir, 1960, 15: 268-271.

［2］　REIVICH M, HOLLING H E, ROBERTS B, et al. Reversal of blood flow through the vertebral artery and its effect on cerebral circulation [J] . N Engl J Med, 1961, 265: 878-885.

［3］　FISHER C M. A new vascular syndrome: the subclavian steal [J] . N Engl J Med, 1961, 265: 912-913.

［4］　OCHOA V M, Yeghiazarians Y. Subclavian artery stenosis: a review for the vascular medicine practitioner [J] . Vasc Med, 2011, 16 (1): 29-34.

［5］　LABROPOULOS N, NANDIVADA P, BEKELIS K. Prevalence and impact of the subclavian steal syndrome [J] . Ann Surg, 2010, 252 (1): 166-170.

［6］　KURLAN R, KRALL R L, DEWEESE J A. Vertebrobasilar ischemia after total repair of tetralogy of Fallot: significance of subclavian steal created by Blalock-Taussig anastomosis. Vertebrobasilar ischemia after correction of tetralogy of Fallot [J] . Stroke, 1984, 15 (2): 359-362.

［7］　HUANG Y, GAO S, WANG B, et al. The evaluation of intra- and extra-cranial circulation in subclavian steal syndrome [J] . Chin Med J (Engl) , 1997, 110 (4): 286-288.

（张小峰）

病例 9　头痛伴反应迟钝 2 月余

一、病史

一般情况：患者男性，83 岁，离休干部。

2 个半月前（2018 年 9 月 10 日）与人生气、外出返家后诉头痛，伴恶心、呕吐、腹泻，休息后出现反应迟钝、交流不能、视物模糊，遂就诊于北京大学第一医院，头颅 CT 显示：左侧顶叶、颞叶出血，局部蛛网膜下隙出血，伴中线结构略右偏，当时患者意识清楚。当日下午，患者出现意识障碍，右侧肢体无自发活动，复查头颅 CT 显示，左侧顶叶、颞叶出血，局部蛛网膜下隙出血，伴中线结构略右偏，较前变化不明显，右侧侧脑室后角内积血，右侧大脑半球蛛网膜下隙少量出血，较前新发。2018 年 9 月 15 日行侧脑室穿刺引流后患者意识障碍恢复。10 月 10 日患者出现发热、反复非喷射性呕吐，经对症治疗后患者症状好转，但视物模糊较前加重，未行头颅 CT 检查。2018 年 10 月 17 日患者转入宣武医院康复科进一步治疗，复查颅脑 CT 显示：左颞部血肿引流术后改变，右顶枕叶脑出血灶，脑白质变性，继续脱水及予内科对症支持治疗，患者症状较前好转，于家人搀扶下可于床旁站立，短距离行走。2018 年 11 月 24 日患者再次发热、呕吐，复查颅脑 CT 显示双侧枕叶新发出血，现为求进一步治疗以"脑出血"收入院。

既往史：高血压 10 年，服用苯磺酸氨氯地平片治疗，血压控制情况不详。前列腺增生数年，服用保列治治疗。否认糖尿病、脑卒中史、冠心病、房颤、瓣膜性心脏病；否认肝炎病史及其密切接触史，否认结核病史及其密切接触史，否认血制品输注史，否认过敏史，预防接种史按计划进行。

个人史：原籍出生，无外地久居史，无血吸虫病疫水接触史，无地方病或传染病流行区居住史，无毒物、粉尘及放射性物质接触史，生活较规律，缺乏体育锻炼，无其他不健康生活习惯，无吸烟史、饮酒史；无冶游史，无性病史。

婚育史：适龄结婚，配偶体健。

家族史：无家族性遗传病、传染病史，无冠心病早发家族史，无高血压家族史，无糖尿病家族史，无脑卒中家族史。

二、内科系统检查

体温 36.3℃，脉搏 80 次 /min，呼吸 18 次 /min，血压 115/61mmHg。心肺腹查体未见异常。

三、神经系统专科检查

一般情况：神志清，混合性失语，查体不能配合。

颅神经：双侧瞳孔等大，直径 4mm，对光反射迟钝，双眼各方向活动充分灵活，面纹对称，伸舌不合作。

运动系统：四肢均有自发活动，右侧力弱，肌力查体不合作，右侧约 4 级，左侧约 5 级，右侧肌张力升高，左侧肌张力正常。

腱反射：四肢腱反射未引出，双侧霍夫曼征（Hoffmann）阴性，双侧病理征阴性。

感觉系统：双侧肢体深浅感觉不配合。

共济检查：双侧肢体共济及轮替运动不配合。

脑膜刺激征：颈软，脑膜刺激征阴性

四、入院时神经系统评分

NIHSS 评分：4分。

五、辅助检查

头颅 MRI：DWI 上双侧枕叶、左侧顶叶、左侧颞叶皮层和皮层下可见团片状异常高信号，较大病灶位于左侧枕叶，范围约 36mm×48mm×56mm，边界清楚，对应 SWI 和 ADC 明显低信号，相应短 T1 FLAIR 信号及 T2 和 T2 FLAIR 高信号影。病灶周围可见大片状低密度水肿带，临近部分脑沟变窄，左侧侧脑室后角呈受压改变。双侧大脑半球白质区可见多发斑点状、斑片状异常信号影，边缘模糊，在 T2 FLAIR 呈稍高信号。小脑和脑干实质未见明确异常信号。中线结构居中，脑沟裂不宽，见图 1-30。结论：多发颅内出血后改变；脑白质脱髓鞘变性。

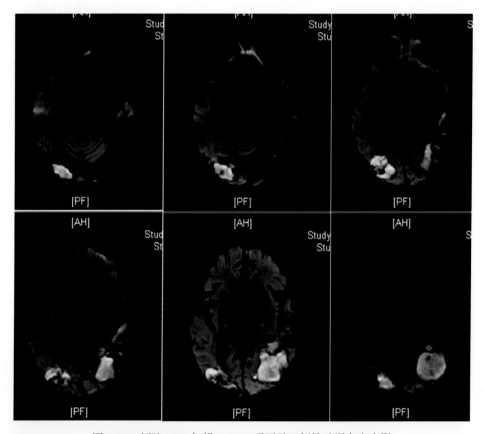

图 1-30　颅脑 MRI 扫描：DWI 项可见双侧枕叶混杂密度影

头颅 MRA：双侧颈内动脉颅内段、大脑前动脉、大脑中动脉、大脑后动脉及基底动脉走行略僵硬，管壁略不规则，右侧大脑前动脉 A1 段狭窄。印象：头颅动脉粥样硬化改变。

六、诊断与讨论

诊断：脑血管淀粉样变性相关的脑叶出血（Cerebral amyloid angiopathy related cerebral lobar hemorrhage，CAAH）。

讨论：该患者为老年男性，近年来记忆力下降、反应迟钝，本次急性起病，表现为头痛、右侧肢体偏瘫、意识障碍，病情进展迅速，数分钟内达到高峰，后反复多次发生脑叶出血，头颅 CT 表现为双侧枕叶、左侧顶叶、左侧颞叶近皮质大片状出血。诊断脑出血明确，但出血部位非高血压脑出血常见典型的基底节区出血，其临床特点符合脑血管淀粉样变的表现，因此诊断考虑为脑血管淀粉样变所致脑出血。脑血管淀粉样变性相关的临床表现主要包括：反复颅内出血，认知受损和痴呆等。与其他脑叶出血的临床表现类似，患者大多急性起病，表现为局灶性神经功能缺损，可以伴有头痛、恶心、呕吐、癫痫发作等症状。大的脑叶出血常可导致患者出现意识水平的改变，典型的脑叶出血比深部出血更易导致患者出现癫痫发作。脑叶出血的预后通常较差，年龄较大、脑叶出血量较大等是预后 不良的影响因素，颅内出血容易反复发作，其严重程度 会随着发作次数的增加越来越严重。

研究表明，脑血管淀粉样变性相关的脑叶出血，出血部位主要位于脑叶表面，呈分叶状或不规则状，易并发蛛网膜下隙出血和脑室出血，具有多发性特点。手术时行脑组织和脑血管的病理学检查可提高 CAAH 的诊断率。CAAH 术后再出血发生率高，手术效果不佳。笔者赞同，对 CAAH 的手术治疗应慎重，除非血肿量大，患者可能或已经发生脑疝，才考虑手术治疗。

七、综述：脑血管淀粉样变性相关的脑出血

脑淀粉样血管病 -CAA 通常没有症状，但它是年龄较大成人原发性脑叶 ICH 的重要原因。CAA 的特征为脑和柔脑膜的中小血管内有嗜刚果红物质沉积。这会削弱血管壁结构，使其容易出血。CAA 通常表现为自发性脑叶出血。这种病变部位有助于区分 CAA 相关 ICH 与高血压性 ICH，后者更常发生于壳核、丘脑和脑桥。

非创伤性 ICH 的其他原因包括：动静脉畸形、硬脑膜动静脉瘘、出血性梗死［包括脑静脉血栓形成（cerebral venous thrombosis，CVT）］、脓毒性栓塞、感染性动脉瘤、脑肿瘤、出血性疾病、肝病、溶栓治疗、中枢神经系统感染（如单纯疱疹性脑炎）、烟雾病、血管炎、脑过度灌注综合征、可逆性脑血管收缩综合征（reversible cerebral vasoconstriction syndrome，RCVS）、药物（可卡因、苯丙胺类）[1, 2]。

（一）发病机制

（1）脑微出血

神经影像学数据表明，自发性 ICH 患者中，显微镜下假性动脉瘤形成伴亚临床性血液渗漏的情况相对常见。对于这些患者，梯度回波、磁敏感加权和 T2 加权 MRI 可检测局灶或多灶性含铁血黄素沉积的小区域，它们是临床无症状性脑微出血的残留物[3]。这些微量出血（也称为微出血）可能是透明变性（缓进型高血压病）或淀粉样沉积导致的有出血倾向微血管病的标志。在感染性心内膜炎患者中也有过报道。微出血可能更常见于正在接受抗血栓治疗（华法林或抗血小板药）的患者。数项人群研究显示，5%～23% 的年龄较大患者被检出脑微出血。研究发现的脑微出血患病率存在差异，其部分原因可能是所研究人群的基线特征和所用 MRI 技术的敏感性有所不同。一项系统评价显示，MRI 上可见脑微出血的患病率在健康成人中为 5%，在缺血性脑卒中患者中为 34%，在非创伤性 ICH 患者中为 60%。微出血更多见于老年人和男性[4, 5]。病理检查可能显示稍微更高的脑微出血患病率[6]；一项队列研究发现，33 例 71～105 岁的老年人中有 22 例存在微出血，并且许多病例的微出血似乎发生于毛细血管水平。

越来越多的证据提示，脑微出血的解剖学分布因其病因的不同而不同：高血压性微出血发生于深部的皮质下和幕下区域，淀粉样病变微出血发生于大脑半球的较表浅脑叶区域。此区域性分布与这些疾病中 ICH 的常见位置一致。一项研究显示，心血管疾病死亡与脑深部微出血相关，但与脑叶微出血不相关。另一项研究发现，血压变异性与深部的皮质下和幕下区域微出血进展有关，但与皮质微出血进展无关。其他研究发现，呈脑叶分布的微出血与以下情况相关：载脂蛋白 E（apolipoprotein E, APOE）基因型，认知损害以及 PET 示区域性淀粉样沉积；这些是与 CAA 相关的特征。

在不同的人群中，脑微出血与高血压（OR 3.9）、糖尿病（OR 2.2）和吸烟相关[7, 8]。在 Framingham 研究中，粗略分析表明血压与存在脑微出血相关，但在校正年龄和性别后这种相关性没有意义[5]。此结果的一种解释是，相比于其他纳入健康志愿者的研究（55%～57%），在 Framingham 研究人群中发现的皮质/皮质下微出血百分比（73%）更高[9]，而皮质/皮质下病变更可能与 CAA 相关，而不是高血压性微血管病。

也有报道称脑微出血的发生率与腔隙性脑卒中及白质高信号存在关联。在一项研究中，符合 CAA 的微出血脑叶分布预示随后发生脑卒中相关死亡，非脑叶性微出血则与心血管性死亡相关。其他研究发现，存在脑微出血预示着随后会发生缺血性脑卒中和 ICH。

（2）脑叶出血

脑叶出血的神经系统体征随出血位置而异。最常累及顶叶和枕叶。这些出血引起癫痫发作的发生率更高。枕叶出血常表现为非常严重的对侧同向偏盲。额叶区域出血会导致对侧腿瘫痪或轻瘫，而对侧臂相对不受累。

（二）评估与诊断

ICH 是神经科急症，也是医疗急症，因其有持续出血、进行性神经功能恶化、永久残疾和死亡的高风险。对疑似脑卒中患者的紧急评估，包括病史、体格检查、气道和呼吸以及即刻实验室检查的相关问题。

根据一些特征可在临床上疑诊 ICH，例如症状和神经功能障碍急性发作并逐渐加重，尤其是伴有重度头痛、呕吐、重度高血压以及意识水平降低或昏迷时。然而，仅凭临床特征无法鉴别脑出血与脑缺血。

为了确诊 ICH 并排除缺血性脑卒中和类似脑卒中的疾病的可能性，必须采用脑 CT 或 MRI 进行神经影像学检查。一旦影像学检查确诊为急性 ICH，必须根据临床和影像学特征来确定病因。主要考虑因素有患者年龄、相关危险因素（主要是高血压）和 ICH 部位（脑叶 vs 非脑叶）。位于半卵圆中心的血管周围间隙增大提示 ICH 与 CAA 相关。

（三）CAA

CAA 相关出血通常是在脑叶，但偶尔也可发生在小脑。主要累及脑后部，包括顶叶和枕叶。年龄超过 55 岁的自发性脑叶出血患者临床上可疑诊为 CAA，特别是不伴高血压时。年龄较大患者的复发性脑叶出血尤其可能为 CAA。虽然 CAA 的确诊是通过病理检查，但若 MRI 检测到局限于脑叶、皮质或皮质 - 皮质下区域（允许有小脑出血）的多发出血（ICH 或大脑微出血），或者单个脑叶、皮质或皮质 - 皮质下出血及皮质浅表铁沉着（局灶性或弥散性），则可拟诊 CAA。

八、推荐阅读文献

［1］STEWART A, WEBER R K, PATEL, et al. Lutsep. Cerebral amyloid angiopathy: diagnosis and potential therapies. Expert Review of Neurotherapeutics, 2018, 18(6): 503-513.

参 考 文 献

［1］MARTIN-SCHILD S, ALBRIGHT K C, HALLEVI H, et al. Intracerebral hemorrhage in cocaine users [J]. Stroke, 2010, 41: 680.

［2］COHEN PA, ZEIJLON R, NARDIN R, et al. Hemorrhagic Stroke Probably Caused by Exercise Combined With a Sports Supplement Containing β-Methylphenylethylamine (BMPEA): A Case Report [J]. Ann Intern Med, 2015, 162(12): 879-800.

［3］FOLSOM A R, YATSUYA H, MOSLEY T H Jr, et al. Risk of intraparenchymal hemorrhage with magnetic resonance imaging-defined leukoaraiosis and brain infarcts [J]. Ann Neurol, 2012, 71:552.

［4］MERETOJA A, STRBIAN D, PUTAALA J, et al. SMASH-U: a proposal for etiologic classification of intracerebral hemorrhage [J]. Stroke, 2012, 43: 2592.

［5］DELGADO ALMANDOZ J E, SCHAEFER P W, GOLDSTEIN J N, et al. Practical scoring system for the identification of patients with intracerebral hemorrhage at highest risk of harboring an underlying vascular etiology: the Secondary Intracerebral Hemorrhage Score [J]. AJNR Am J Neuroradiol, 2010, 31: 1653.

［6］GARCIA J H, HO K L. Pathology of hypertensive arteriopathy [J]. Neurosurg Clin N Am, 1992, 3: 497.

［7］BESLOW L A, LICHTD J, SMITH S E, et al. Predictors of outcome in childhood intracerebral hemorrhage:

a prospective consecutive cohort study [J]. Stroke, 2010, 41: 313.

[8] CORDONNIER C, DEMCHUK A, ZIAI W, et al. Intracerebral haemorrhage: current approaches to acute management [J]. Lancet, 2018, 392: 1257.

[9] VAN ASCH C J, VELTHUIS B K, GREVING J P, et al. External validation of the secondary intracerebral hemorrhage score in The Netherlands [J]. Stroke, 2013, 44: 2904.

（付　伟）

第2章 感染免疫性疾病

病例10 发作性抽搐伴意识丧失20年，加重2天

一、病史

一般情况：患者女性，23岁，就诊时间2018年2月8日。

患者20年前开始出现间断四肢抽搐伴意识丧失，3～10岁期间约每年1次，后发作减少，16岁、20岁各复发1次，13岁前未就诊，13岁时查头CT发现颅内多发钙化，于外院诊断脑囊虫病。1年前复查头颅CT示颅内多发钙化（图2-1A）。近1周患者感冒伴间断头痛，2天前凌晨突发2次四肢抽搐、意识丧失、双眼发直、头转向左侧，每次持续约2min，发作后不能回忆。

既往史：体健，否认进食生猪肉史。

个人史：内蒙古人，来京5年，居住于北京市昌平区，无毒物及特殊药物服用史。

婚育史：未婚未育。

家族史：无特殊。

二、内科系统体格检查

体温36.7 ℃，脉搏80次/min，呼吸频率22次/min，血压120/70mmHg，SpO_2 1.00，心、肺、腹部查体未见明显异常。全身皮肤未触及皮下结节，眼底检查未见异常。

三、神经系统专科检查

神经系统查体无阳性体征。

四、辅助检查

24h视频脑电图示正常脑电图。

感染筛查（－）。

头颅MRI提示颅内多发钙化，其中右侧枕叶钙化灶周围可见明显水肿（图2-1B、C、D、E）；头颅增强MRI：右侧枕叶病灶可见环形强化（图2-1F）。

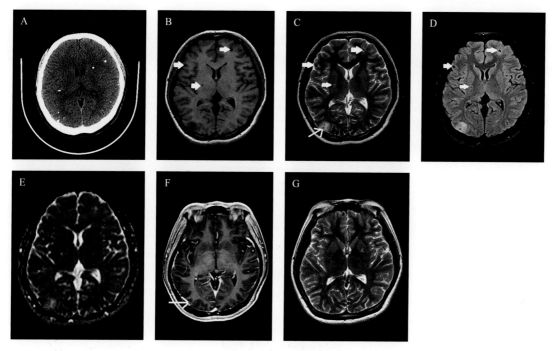

图 2-1 颅脑 MRI 检查

[A 为发病前 1 年头颅 CT 提示多发高密度影；B～E 为发病时颅脑 MRI，B 为 T1 项，C 为 T2 项，D 为 T2FLari，E 为表观弥散系数（ADC），显示右侧枕叶皮层和皮层下可见局限性水肿（白色细箭头），ADC 为高信号，提示血管源性水肿，其内可见圆形多灶 T1、T2 低信号，其余脑实内可见多发 T1、T2 低信号，直径约 3 mm，无明显水肿改变（白色粗箭头），小脑及挠肝实质未见异常；F 为增强 MRI 扫描可见右侧枕叶病灶环形强化（白色细箭头），未见头节；G 为 2 个月后颅脑 MRI 提示右侧枕叶水肿较前明显吸收]

五、诊断和讨论

诊断：钙化期脑囊虫病再激活。

讨论：该患者以颅内多发钙化灶为主要特点，因此在诊断时需考虑能引起颅内多发钙化的疾病。颅内多发钙化的病因归纳起来有海绵状血管瘤、动静脉畸形、结节性硬化、Fahr 病、甲状旁腺功能减退症（甲旁低）及假性甲旁低、Stugerweber 综合征、人类免疫缺陷病毒（HIV）脑炎、弓形虫和弓形体原虫病、巨细胞病毒性脑炎、脑脓肿、脑囊虫病钙化期、结核性脑炎后遗症、肾上腺白质营养不良这几种疾病。海绵状血管瘤与动静脉畸形单发多见，增强后有均一或不均一强化。结节性硬化为常染色体显性遗传缺陷，有家族史，主要表现为面部皮脂腺瘤、癫痫和智能低下，钙化结节位于侧脑室周围或室管膜下。弓形体和巨细胞病毒性脑炎常伴脑萎缩、脑小畸形及基底节钙化。Stugerweber 综合征钙化呈脑回样，分布于顶枕叶皮层。Fahr 病、甲旁低及假性甲旁低的钙化多发生于基底节，常对称，其次为脑叶、丘脑、小脑齿状核。脑脓肿起病时多有高热症状。结核性脑炎后遗症的钙化灶多为位于脑底池不规则钙化。肾上腺脑白质营养不良为 X 染色体隐性遗传病，多系统受累，CT 平扫示双侧枕角周围白质对称性低密度，可见点状斑片状钙化，双侧对称。该患者颅内多发点状钙化，分布于双侧颞叶、枕叶近皮层和皮层下，这种钙化灶的形态和分布不支持上述海绵状血管瘤、动静脉畸形、结节性硬化、Stugerweber 综合征、Fahr 病、甲旁低及假性甲旁低、结核性脑炎的钙化表现，无家族史、发病初期无高热史、头颅影像改变未见脑萎缩、脑畸形、脑白质病变，HIV 筛查（－），故也不支持脑脓肿、HIV 脑炎、弓形体原虫病、巨细胞病毒性脑炎、肾上腺脑白质营养不良诊断。按照 2017 年脑囊虫病的诊断标准（附录 1），本例患者具有颅内环形强化病灶、典型脑实质钙化病灶（满足两项神经影像主要标准），具有癫痫临床症状（满足一项临床／暴露标准），符合脑囊虫病的确定诊断标准，因此可以确诊为脑囊虫病。囊虫在脑内的存活情况一般被认为可分为四个时期：①存活期；②蜕变死亡期；③钙化期；④混杂期。本例患者既往头颅 CT 显示颅内多发钙化灶，提示该例患者处于脑囊虫病的钙化期。钙化期囊虫病患者往往被认为已经处于治愈期和囊虫非活动阶段。但在一次癫痫发作后该例患者出现钙化灶周围水肿伴环形强化，这种影像表现不符合上述实质性脑囊虫病经典分期中的任一时期。有学者将这种现象称作"脑囊虫病的再激活"，是钙化期脑囊虫病的一种特殊表现。该患者诊断钙化期脑囊虫病的再激活，给予左乙拉西坦 500mg，每日 2 次治疗，2 个月后随访，患者未再出现抽搐症状，复查头颅 MRI 示右侧枕叶水肿较前明显吸收。

六、综述：脑囊虫病的再激活

1999 年，Sheth 等[1]首次报道了 1 例钙化期脑囊虫病患者在一次癫痫发作后头颅影像显示颅内钙化灶周围出现水肿和环形强化，将这种特殊的临床和影像改变称为"脑囊虫病的再激活"（reactivation of neurocysticercosis）。自此，美国、巴西、秘鲁、加拿大、印度、厄瓜多尔等国家[2-11]开始陆续有脑囊虫钙化灶周围水肿病例的报道。

据报道在有癫痫症状的钙化期脑囊虫病患者中，30%～65% 发现了钙化灶周围水肿[12]。钙化期脑囊虫病患者出现钙化灶周围水肿的发病年龄从 2 岁至 72 岁不等，以青年为主，男女均可发病，其常见症状包括癫痫、头痛或局灶神经系统症状，偶尔也可以没有任何临床症状。水肿经常在 4～6 周后消失，之后还可能反复发生[13]。

在脑囊虫再激活的患者当中，囊虫血清抗体检查可为阴性，也可为阳性，有报道，单个囊虫病灶强化的患者中囊虫血清抗体阳性率为＜10%～28%[14,15]。但血清阴性可降低灶周水肿伴发癫痫的概率[16,17]。影像方面，该病的头颅 CT 或 MRI 表现为钙化病灶周围出现水肿，这种水肿只累及颅内众多钙化灶中的一部分[13]，出现水肿的钙化灶有位于近皮层，也有位于深部白质，是否发生水肿与钙化灶的部位、数目没有相关性[6]。增强 MRI 上大多伴发水肿的钙化灶周围出现环形强化。

关于它的病生理机制目前尚缺乏研究。大多数研究结果认为灶周水肿的是一种炎性反应的结果。原因有三个[12]：①钙化灶的强化，提示血脑屏障破化，这种血脑屏障的破坏往往是因为持续炎症所致。②有 2 项囊虫钙化灶周水肿的病理研究[7,9]，均提示在伴发水肿的钙化灶内存在已经退化的囊虫虫体，钙化灶周围有大量炎症细胞，病理结果支持病灶周围水肿是炎症反应的结果。③正电子发射断层成像（PET）研究提示一种反应小胶质细胞、星形胶质细胞和巨噬细胞活化的配体在钙化灶周围区域摄取上调[18]。钙化灶周围出现炎症反应的机制尚不明确，但有如下几种推测：①囊虫抗原的间断释放，导致了持续的炎症反应。Gupta 等[5]通过相位校正 MRI 梯度回波序列成像技术发现，在伴有水肿的钙化灶内均存在钙化的囊虫头节。这种囊虫钙化病灶保留了完整的抗原储备，囊虫抗原间断释放，诱导炎症反应，从而引起钙化灶周围水肿[5]。Antoniuk 等[4]也提出，囊虫的钙化囊在自身重塑的过程中间断释放囊虫抗原，从而引起了炎症反应的发生。②与宿主免疫反应的上调有关，有研究发现在激素减停过程中容易诱发钙化灶周围脑水肿复发[2, 8, 13]，这提示激素减量导致短暂的免疫抑制丧失，原先不被识别的囊虫抗原重新被宿主的免疫系统识别，从而引起明显的炎症反应和水肿。③与遗传相关：Toll 样受体 -4 对脑囊虫病的中枢免疫反应起到确切的作用，而 Lachuriya 等[10]发现 Toll 样受体 -4 基因异常可能促发脑囊虫钙化灶周围的炎性反应，从而导致灶周水肿和癫痫的发生。

癫痫本身可能引起脑水肿，但多位学者提出脑囊虫钙化灶周围的水肿是炎症反应的结果，而不是癫痫造成的[8, 13, 19]，因为：①癫痫相关脑水肿常常见于癫痫持续状态，而大多囊虫钙化灶周围出现水肿的患者不表现为癫痫持续状态，甚至有 10% 患者没有临床症状而出现脑水肿。②伴发癫痫的钙化期脑囊虫病出现钙化灶脑水肿的概率很高，如前所述可达 30%～65%，而其他原因导致的癫痫出现癫痫后脑水肿的概率则很低。③一般的癫痫后水肿比较弥散，而钙化期脑囊虫病癫痫后水肿较局限。④癫痫持续发作导致的脑水肿，其发生机制为细胞肿胀，故头颅影像显示水肿的类型为细胞毒性脑水肿；而脑囊虫病钙化灶引起水肿的机制为血脑屏障破坏，头颅影像显示水肿类型为血管源性脑水肿。

在该病的治疗方面，几乎所有的报道均应用了抗癫痫药。有的研究认为钙化的病灶不论是否伴有周围水肿，虽然钙化灶中可能存在囊虫头节，但其中的囊虫都是死亡状态，不需要再行驱虫治疗[2, 7, 13]。激素是否能带来获益目前存在争议，有的研究认为激素的获益不明确，还可能在减停过程中诱发脑水肿复发[2, 8, 13]，而有的研究则认为既然灶周水肿是由炎症造成的，那么抗炎和 / 或免疫抑制治疗应该是有效的，并对预防再发有帮助[7, 9]。手术切除病灶治疗对于反复同一病灶来源的癫痫发作可能有效，需要根据个体情况来决定[7]。不论应用何种治疗方式，水肿往往在 4～6 周内自行缓解，但可能反复发生，并且经常是局限于某几个钙化病灶的反复水肿复发[13]。本文患者在应用抗癫痫药物后症状均得到缓解，在之后 1～2 月的随访中症状均未再发生，其后续症状演变，还有待于进一步随访跟踪。

综上所述，脑囊虫病在进入钙化期后炎症并没有完全消退，仍然有可能间断释放囊虫抗原，从而导致头痛、癫痫等临床症状发生以及钙化灶周围出现水肿反应。这种钙化期脑囊虫病的再激活现象，是对传统脑囊虫病分期的全新补充，中国是脑囊虫病的高发国家，这种特殊的临床与影像表现需要得到更多的重视与认识，以避免临床误诊与误治。关于它的发病机制和治疗策略还有待于今后进一步的研究。

参 考 文 献

［1］ SHETH T N, LEE C, KUCHARCZYK W, et al. Reactivation of neurocysticercosis: case report [J] . Am J Trop Med Hyg, 1999, 60 (4): 664-667.

［2］ DEL BRUTTO O H, NASH T E, WHITE A C, et al. Revised diagnostic criteria for neurocysticercosis [J] . J Neurol Sci, 2017, 372: 202-210.

［3］ NASH T E, PRETELL J, GARCIA H H. Calcified cysticerci provoke perilesional edema and seizures [J] . Clin Infect Dis, 2001, 33 (10): 1649-1653.

［4］ ANTONIUK S A, BRUCK I, DOS SLH, et al. Seizures associated with calcifications and edema in neurocysticercosis [J] . Pediatr Neurol, 2001, 25 (4): 309-311.

［5］ GUPTA R K, KUMAR R, CHAWLA S, et al. Demonstration of scolex within calcified cysticercus cyst: its possible role in the pathogenesis of perilesional edema [J] . Epilepsia, 2002, 43 (12): 1502-1508.

［6］ NASH T E, PRETELL E J, LESCANO A G, et al. Perilesional brain oedema and seizure activity in patients with calcified neurocysticercosis: a prospective cohort and nested case-control study [J] . Lancet Neurol, 2008, 7 (12): 1099-1105.

［7］ OOI W W, WIJEMANNE S, THOMAS C B, et al. Short report: a calcified Taenia solium granuloma associated with recurrent perilesional edema causing refractory seizures: histopathological features [J] . Am J Trop Med Hyg, 2011, 85 (3): 460-463.

［8］ MEJIA R, NASH T E. Corticosteroid withdrawal precipitates perilesional edema around calcified Taenia solium cysts [J] . Am J Trop Med Hyg, 2013, 89 (5): 919-923.

［9］ NASH T E, BARTELT L A, KORPE P S, et al. Calcified neurocysticercus, perilesional edema, and histologic inflammation [J] . Am J Trop Med Hyg, 2014, 90 (2): 318-321.

［10］LACHURIYA G, GARG R K, JAIN A, et al. Toll-like receptor-4 polymorphisms and serum matrix metalloproteinase-9 in newly diagnosed patients with calcified neurocysticercosis and seizures [J] . Medicine (Baltimore) , 2016, 95 (17): e3288.

［11］DEL BRUTTO O H, NASH T E, White A C, et al. Revised diagnostic criteria for neurocysticercosis [J] . J Neurol Sci, 2017, 372: 202-210.

［12］NASH T E, BUSTOS J A, GARCIA H H. Disease Centered Around Calcified Taenia solium Granuloma [J] . Trends Parasitol, 2017, 33 (1): 65-73.

［13］NASH T. Edema surrounding calcified intracranial cysticerci: clinical manifestations, natural history, and treatment [J] . Pathog Glob Health, 2012, 106 (5): 275-279.

［14］WILSON M, BRYAN R T, FRIED J A, et al. Clinical evaluation of the cysticercosis enzyme-linked immunoelectrotransfer blot in patients with neurocysticercosis [J] . J Infect Dis, 1991, 164 (5): 1007-1009.

［15］GARCIA H H, MARTINEZ M, GILMAN R, et al. Diagnosis of cysticercosis in endemic regions. The Cysticercosis Working Group in Peru [J] . Lancet, 1991, 338 (8766): 549-551.

［16］MOYANO L M, SAITO M, MONTANO S M, et al. Neurocysticercosis as a cause of epilepsy and seizures in two community-based studies in a cysticercosis-endemic region in Peru [J] . PLoS Negl Trop Dis, 2014, 8 (2): e2692.

［17］GARCIA H H, HERRERA G, GILMAN R H, et al. Discrepancies between cerebral computed tomography and western blot in the diagnosis of neurocysticercosis. The Cysticercosis Working Group in Peru (Clinical Studies Coordination Board) [J] . Am J Trop Med Hyg, 1994, 50 (2): 152-157.

［18］FUJITA M, MAHANTY S, ZOGHBI S S, et al. PET reveals inflammation around calcified Taenia solium granulomas with perilesional edema [J] . PLoS One, 2013, 8 (9): e74052.

［19］NASH T E, DEL BOH, BUTMAN J A, et al. Calcific neurocysticercosis and epileptogenesis [J] . Neurology, 2004, 62 (11): 1934-1938.

附录 1：2017 年脑囊虫病诊断标准

绝对标准

　　脑或脊髓病变组织活检发现囊虫

　　视网膜下发现囊虫

　　影像学检查发现带头节的囊性病变

神经影像学标准

主要标准

　　无头节的囊性变

　　单个或多发的环形或结节性强化病灶

　　蛛网膜下隙分叶状囊肿

　　典型的脑实质钙化

确认标准

　　抗囊虫药物治疗后囊性病灶吸收

　　单个增强病灶的自发吸收

　　囊性病灶在脑室内移位

次要标准

　　梗阻性脑积水或颅底软脑膜异常强化

临床 / 暴露标准

主要标准

　　酶联免疫吸附试验法检测出囊虫抗体或囊虫抗原

　　中枢神经系统以外的囊虫病（皮下、腿、眼等）

　　家庭成员感染囊虫

次要标准

　　脑囊虫病的临床表现

　　流行地区旅居史

脑囊虫病的诊断标准

确定诊断标准

　　一条绝对标准

　　两条主要神经影像学标准＋任何临床属露标准

　　一条主要神经影像学标准＋一条确认神经影像学标准＋任何临床暴露标准

　　一条主要神经影像学标准＋两条临床暴露标准（至少一条主要临床暴露标准），但需排除有相似的影像学改变的其他疾病

可能诊断标准

一条主要神经影像学标准＋任何两条临床暴露标准

一条次要神经影像学标准＋至少一条主要临床／暴露标准

（李　珺）

病例 11　发热 5 天，意识障碍 1 天

一、病史

一般情况：患者女性，25 岁，家庭妇女，发病时间 2018 年 9 月 12 日。

患者 5 天前发热，最高体温 38℃，伴头晕、全身乏力，外院给予对症降温、静脉阿奇霉素抗感染，效果不佳；1 天前体温升高，最高体温 39℃，出现幻觉，伴恶心呕吐及腹痛，外院颅脑 CT 未见异常，就诊于我院急诊，入急诊当日凌晨患者出现昏迷，并间断出现躯干及四肢强直伸直，当日因急性呼吸衰竭气管插管呼吸机辅助呼吸收入重症病房。

既往史：既往体健，无特殊。

个人史：保定人，来京 5 年，居住于北京市昌平区，无毒物及特殊药物服用史。

婚育史：适龄结婚，孕 1 产 1，丈夫及孩子体健。

家族史：无特殊。

二、内科系统体格检查

体温 38.4℃，脉搏 110 次 /min，呼吸频率 22 次 /min，血压 153/103mmHg，SpO_2 0.73，口腔分泌物增多，深大呼吸，双肺散在细湿啰音，腹部查体未见明显异常。

三、神经系统专科检查

一般情况：深昏迷，无自发睁眼，疼痛刺激双下肢屈曲。

精神智能状态：不能配合。

脑神经：牙关紧闭，双眼左侧凝视，双侧瞳孔直径 2mm，光反射迟钝，角膜反射存在，吸痰刺激咳嗽反射消失，但可诱发出现躯干及四肢伸直强直动作。

运动系统：肢体未见自主活动，双上肢肌张力正常，双下肢肌张力升高，双下肢病理征（＋）。

感觉系统：不能配合。

反射：四肢腱反射减低。

共济运动：不能配合。

步态：不能配合。

脑膜刺激征：颈强直（＋），Brudzinski 征（－），Kernig 征（－）。

四、入院时神经系统评分

GCS 评分：5 分（E1V1M3）。

五、辅助检查

血液学检查：C- 反应蛋白（CRP）15mg/L，白细胞计数（WBC）10.43×10^9/L，中性粒细胞绝对值（NEUT）8.92×10^9/L，中性粒细胞百分比（NEUT%）85.50%，血钾（K）3.12mmol/L，余未见异常；凝血：凝血酶原时间（PT）13.5s，血浆纤维蛋白原（Fib）3.65g/L，余正常范围；心脏损伤标志物未见异常；甲状腺功能（－）；TORCH 10 项：单纯疱疹病毒 1 型（HSV-1）IgG（＋），风疹病毒（RV）-IgG（＋）；EBV-DNA（－）；血气分析：pH 值 7.20，动脉血二氧化碳分压（$PaCO_2$）75mmHg，吸入氧浓度（FiO_2）1.00，动脉血氧分压（PaO_2）114mmHg，碳酸氢根（HCO_3^-）29.3mmol/L，动脉血氧饱和度（SaO_2）99.2%，血糖（Glu）8.1mmol/L，乳酸（Lac）0.5mmol/L。

腰穿：压力 220cm H_2O（1cm H_2O＝0.098 kPa），常规：WBC 16×10^6/L，多核细胞百分比（PMN%）12.4%，单核细胞百分比（MN%）87.6%，生化：葡萄糖（Glu）3.23mmol/L，氯化物（Cl）120mmol/L，蛋白质定量（Pro）796mg/L；脑脊液涂片提示可见少量革兰阴性（G^-）杆菌；脑脊液抗酸、墨汁、细菌＋真菌培养、结核感染 T 细胞斑点试验（TB-SPOT）、TORCH 均未见异常；送检脑脊液 N- 甲基 -D- 天冬氨酸受体（NMDAR）抗体谱及水通道蛋白 4（AQP-4）抗体谱均阴性。送检华大基因脑脊液感染二代测序检查，结果阴性。

脑脊液细胞学：淋巴细胞性炎症，可见激活淋巴细胞，少量中性粒细胞，见图 2-2。

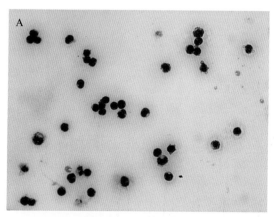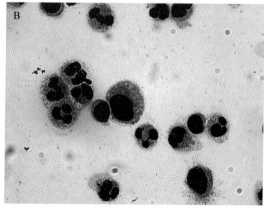

图 2-2　脑脊液细胞学提示大量淋巴细胞及部分中性粒细胞（A、B）

超声：腹部超声未见异常。

脑电图：全脑散在尖慢波。

脑电图：入室脑电图结果提示全脑散在尖慢波，右侧额颞叶及中央区显著，见图 2-3。

颅脑磁共振：颅脑 MRI 平扫提示双侧底节区、双侧侧脑室及双侧颞叶高 Flari 信号，见图 2-4。

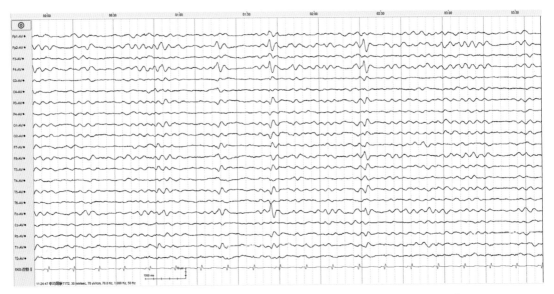

图 2-3　入室脑电图结果提示全脑散在尖慢波，右侧额颞叶及中央区显著

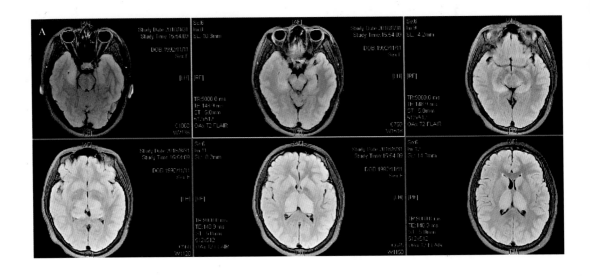

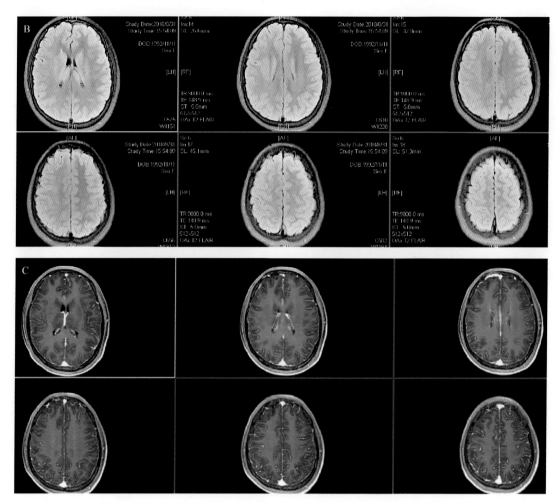

图 2-4　颅脑 MRI

（A、B 为平扫可见双侧底节区、双侧侧脑室旁及双侧颞叶高 Flari 信号；C 为增强未见显著强化）

六、诊断和讨论

诊断：1. 重症脑炎

2. 呼吸衰竭

讨论：患者突发高热，伴意识障碍，查体提示脑膜刺激征（＋），考虑脑膜脑实质受累，结合患者发热前驱史，病情迅速进展，伴呼吸衰竭，提示快速进展脑炎可能性大，结合患者腰穿压力升高，脑脊液白细胞升高，其中细胞学提示淋巴细胞性炎症，蛋白轻度升高，考虑病毒性脑膜脑炎可能，病毒性脑炎最常见为单纯疱疹病毒感染，以额颞叶受累为主，重症出血性脑炎为单纯疱疹感染后迅速进展可出现呼吸受累的情况，需考虑该病可能，但单纯疱疹病毒性脑膜脑炎多以单侧或双侧额颞叶受累为主，而该例患者以基底节区病变为主，非典型单纯疱疹受累影像学改变，因此需鉴别其他脑炎，结合患者发病季节及影像学改变特点，我们抽取了患者脑脊液及外周血送检昌平区疾病预防控制中心，进行乙型脑炎抗体检查检测，结果血清及脑脊液乙型脑炎 IgM 抗体阳性。该例患者诊断重型乙型脑炎明确，转诊至地坛医院行丙种球蛋白冲击治疗后，患者症状稳定，因无法脱离呼吸机支持治疗，最终家属放弃，患者死亡。

七、综述：乙型脑炎

概述：乙型脑炎首先在 1870 年在日本描述，故又称日本脑炎（Japanese encephalitis，JE），在 1935 年分离出乙脑病毒，为单链 RNA 病毒[1]。乙型脑炎为自然疫源性虫媒传染疾病，传染源主要为感染的家畜如猪、牛、羊等，传染媒介为蚊子，主要为三代喙库蚊，人是终末宿主，且不存在人 - 蚊 - 人传播的情况。人群对乙脑普遍易感，以婴幼儿及儿童多见，近年来随着乙脑疫苗在婴幼儿中的普及，乙型脑炎逐渐呈现出大龄化、成人化的发展趋势[2]。

流行情况：乙型脑炎夏秋季高发，主要集中在 7 月至 9 月，东南亚及印度为高发区，而我国除西藏、新疆、青海三省 / 自治区外均有流行报道[3]，因疫苗作用，发病率已逐年下降，世界卫生组织流行病学报道，乙型脑炎年患病人数 3 万～5 万，病死率 30%～50%。

临床表现：乙型脑炎临床表现为感染症状＋中枢神经系统症状，其中感染症状表现为：发热（88%）、头痛（72%）、恶心呕吐；神经系统症状主要表现为意识障碍（77%）、癫痫（70%）、脑膜刺激征（47%）、肢体瘫痪（30%）、锥体外系（22%）、运动障碍（46%）、震颤（35%）、舞蹈样动作（3%）、帕金森样表现（45%）；部分病例起病后迅速进展，出现中枢性呼吸衰竭及多器官衰竭[4]。

影像学表现：文献报道[3, 5, 6]，乙型脑炎以丘脑、基底节受累最为常见，部分病例尚可累及中脑、海马、皮层等，多数病灶强化并不突出，与本例患者影像学表现基本一致。

脑脊液检查特点：乙型脑炎患者脑脊液特点类似其他病毒性脑炎，WBC 多在（50～500）×10⁶/L，脑脊液蛋白常轻度升高。2007 年鲁明等[6]回顾性分析了乙型脑炎患者脑脊液细胞学变化的特点发现，在乙型脑炎初期（1～3 天）脑脊液以中性粒细胞反应（40%～80%）为主，可见激活淋巴细胞或激活单核细胞，在病程急性期（4～10 天）以混合细胞反应为主，脑脊液中性粒比例下降，激活淋巴细胞比例升高，可见浆细胞，在脑炎恢复期（10～20 天）脑脊液细胞学呈现以淋巴细胞反应为主，中性粒细胞逐渐消失，因此该例患者可见少量中性粒细胞，非排除病毒性感染的依据。

神经病理学特点：我国早在 1957 年就开始通过尸检报告乙脑病理改变，1983 年余绳美等[7]报道 14 例乙脑死亡患者尸检报告，病理结果提示病变以丘脑、中脑、脑桥、小脑、皮层为重，可见点状软化灶、神经变性坏死、角质增生胶质结节、血管周围淋巴细胞浸润、脑组织在水肿、充血，免疫组化可见血管内皮抗原染色阳性。乙型脑炎脑组织病理改变见图 2-5。

治疗：作为我国规定乙类传染病，需定点转诊至传染病医院进行治疗，目前乙型脑炎尚无特异性治疗，以对症支持治疗为主，急性期治疗主要为人免疫球蛋白联合激素治疗可能改善预后[8]，但尚需进一步研究证实。作为嗜神经病毒，乙型脑炎病毒感染后以神经元受累为主，因此乙型脑炎患者 50%～70% 均可遗留不同程度后遗症状。

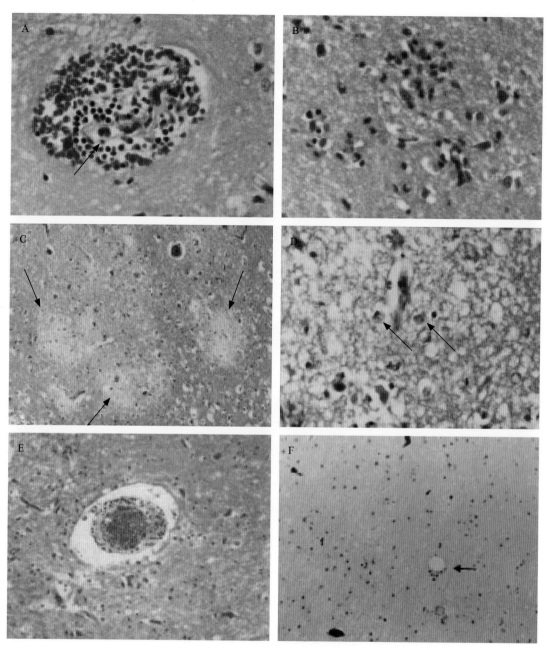

图 2-5　乙型脑炎脑组织病理改变

（A 为血管周围淋巴细胞浸润；B 为胶质结节；C 为点状软化灶；D 为神经变性坏死；

E 为组织肿胀、充血；F 为血管内皮抗原染色阳性）

八、推荐阅读文献

［1］ BASUMATARY L J, RAJA D, BHUYAN D, et al. Clinical and radiological spectrum of Japanese encephalitis [J] . J Neurol Sci, 2013, 325 (1-2): 15-21.

参 考 文 献

［1］ ENDY T P, NISALAK A. Japanese encephalitis virus: ecology and epidemiology [J] . Curr Top Microbiol Immunol, 2002, 267: 11-48.

［2］ VAN DEN HURK A F, RITCHIE S A, Mackenzie J S. Ecology and geographical expansion of Japanese encephalitis virus [J] . Annu Rev Entomol, 2009, 54: 17-35.

［3］ BASUMATARY L J, RAJA D, BHUYAN D, et al. Clinical and radiological spectrum of Japanese encephalitis [J] . J Neurol Sci, 2013, 325 (1-2): 15-21.

［4］ AGID R, DUCREUX D, HALLIDAY W C, et al. MR diffusion-weighted imaging in a case of West Nile virus encephalitis [J] . Neurology, 2003, 61 (12): 1821-1823.

［5］ ARAHATA Y, FUJII K, NISHIMURA T, et al. Longitudinal magnetic resonance imaging changes in Japanese encephalitis [J] . Brain Dev, 2019, 41 (8): 731-734.

［6］ 鲁明，刘平，岳毅勇，等. 流行性乙型脑炎的脑脊液细胞学观察 ［J］. 中国实用神经疾病杂志，2007，10（5）：128-129.

［7］ 余绳美. 流行性乙型脑炎 14 例临床病理分析 ［J］. 白求恩医科大学学报，1985，11（1）：82-84.

［8］ CARAMELLO P, CANTA F, BALBIANO R, et al. Role of intravenous immunoglobulin administration in Japanese encephalitis [J] . Clin Infect Dis, 2006, 43 (12): 1620-1621.

（李秀丽）

病例 12　发热伴言语混乱 5 天

一、病史

一般情况：患者男性，38 岁，普通职员，发病时间 2018 年 9 月 21 日。

患者 5 天前发热，最高体温 38.6 ℃，自行服用泰诺、牛黄解毒片治疗，体温下降至 37 ℃。次日继续上班，同事发现其反应迟钝，问话不能正确对答，且言语错乱，无肢体活动障碍或抽搐。就诊于我院急诊，行头颅 CT 显示双侧颞叶白质密度减低。全血细胞分析（血常规）：WBC 7.55×10^9/L，NEUT 4.70×10^9/L，MN 1.06×10^9/L↑，MN% 14.00%↑。腰穿颅压 220mm H_2O；脑脊液常规：RBC $1\,000 \times 10^6$/L，WBC 638×10^6/L，MN% 99.2%，脑脊液生化：Glu 3.52mmol/L，Cl 119mmol/L，Pro816mg/L↑，脑脊液涂片及抗酸、墨汁染色阴性。为进一步检查及治疗收入院。

自发病以来，患者轻度嗜睡，饮食尚可，二便如常，近期体重无明显减轻。

既往史：无特殊。

个人史：北京人，居住于北京市昌平区，无毒物及特殊药物服用史，生活较规律，缺乏体育锻炼，吸烟史 20 年，约 40 支 / 天，偶尔饮酒；无冶游史，无性病史。

婚育史：适龄结婚，配偶体健。

家族史：无特殊。

二、内科系统体格检查

体温 36.2 ℃，脉搏 67 次 /min，呼吸频率 18 次 / min，血压 134/75mmHg，内科查体未见明显异常。

三、神经系统专科检查

一般情况：嗜睡。

智能及语言：不完全混合性失语，命名障碍，复述可，阅读困难，计算力下降，左右失定向。

脑神经：查体未见异常。

运动系统：肌力 V 级，肌张力正常，病理征（ － ）。

感觉系统：不能配合。

反射：四肢腱反射（ ＋ ）。

共济运动：不能配合。

步态：不能配合。

脑膜刺激征：颈强直（ ＋ ），颏下 4 指。

四、入院时神经系统评分

GCS 评分：13 分（ E3V4M6 ）。

五、辅助检查

血尿便常规、凝血六项、感染四项、肝肾功能大致正常。结核杆菌抗体试验 IgM（ － ）IgG（ － ）；TB-SPOT（ － ）；TORCH 10 项：HSV-1 IgG（ ＋ ）。副肿瘤及自免脑抗体（ － ）。

脑电图：①双侧前头部可见中、高波幅不规则慢波阵发，左侧著。②左侧枕后颞区偶见尖波散发。中度异常脑电图。详见图 2-6。

认知心理量表：认知异常，没有焦虑症状，没有抑郁症状。

颅脑 CT：双侧颞叶白质密度减低。

颅脑 MRI（发病第 6 天）：左侧颞叶、岛叶长 T1、长 T2 信号，局部肿胀明显，轻度弥散受限。

颅脑 MRI 平扫＋增强（发病第 18 天）：左侧颞叶、岛叶异常信号，范围和脑组织肿胀程度较前缩小、SWI 序列可见线状出血改变，增强扫描前述病灶呈脑回样明显强化。详见图 2-7。

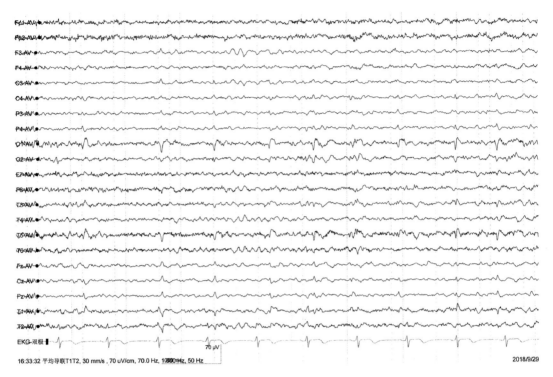

图 2-6　脑电图显示背景脑波变慢，出现双侧不对称颞叶及枕叶的尖（慢）波

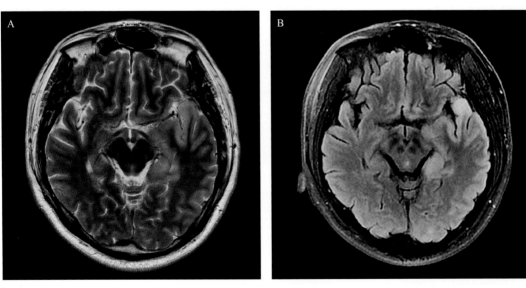

图 2-7　颅脑 MRI 检查

（A、B 为发病第 6 天平扫可见左侧颞叶、岛叶长 T2 信号，局部肿胀明显；C、D、E 为发病第 18 天左侧颞叶、岛叶异常信号，
范围和脑组织肿胀程度较前缩小，SWI 序列可见出血改变；F 为增强扫描显示前述病灶可见明显强化）

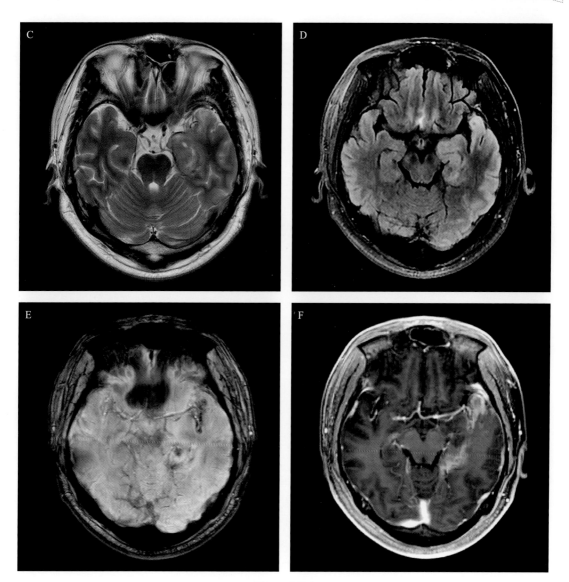

图 2-7（续）

　　脑脊髓液常规检查：压力 220mmH$_2$O，透明无色，RBC1 000×10^6/L，WBC 638×10^6/L，MN% 99.2%，脑脊液生化：Glu 3.52mmol/L，Cl 119mmol/L，Pro 816mg/L↑，涂片及革兰染色、抗酸染色、墨汁染色均正常。TORCH 10 项：（－）。真菌半乳甘露聚糖（GM）试验（－）。TB-SPOT（－）。副肿瘤及自免脑抗体阴性。脑脊液细胞学可见激活的淋巴细胞及浆细胞，见图 2-8。华大基因感染二代测序（－）。入院后复查的脑脊液变化见表 2-1。

表 2-1　脑脊液的变化

时间	颅压（mmH$_2$O）	性状	WBC（×10⁶/L）	MN%	Pro（mg/L）	Glu（mmol/L）	Cl（mmol/L）
病后 5 天	220	无色透明	638	99.2	816	3.52	119
病后 9 天	240	无色透明	461	99.8	1126	2.69	122
病后 18 天	240	微黄透明	262	100	1260	3.37	127
病后 25 天	210	无色透明	96	99	1284	2.92	125

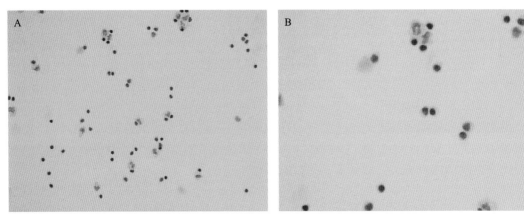

图 2-8　脑脊液细胞学淋巴细胞性炎症，可见激活淋巴细胞及浆细胞（A、B）

六、诊断和讨论

诊断：急性出血坏死性脑炎，单纯疱疹病毒脑炎可能性大。

讨论：患者急性起病，临床主要表现为发热及高级神经活动改变，查体提示失语、计算力和定向力障碍，颈抵抗（＋），考虑额颞叶、海马以及脑膜受累；结合患者腰穿压力升高，脑脊液白细胞升高，其中细胞学提示淋巴细胞性炎症，蛋白升高，随着病情发展，脑脊液出现出血及坏死表现；影像学显示双侧额颞叶、海马为主不对称的异常信号，伴有出血；脑电图显示双侧颞部导联不对称的慢波增多；临床考虑病毒性脑膜脑炎，单纯疱疹病毒脑炎可能性大。鉴别诊断上主要需与其他炎症性疾病鉴别，包括细菌、结核、真菌以及其他病毒的脑炎，临床上病原学检测可以帮助鉴别。该患者按照抗病毒，甘露醇脱水降颅压治疗后，体温降至正常，颈部抵抗消失，认知功能逐渐恢复，复查腰穿颅压降低，细胞数明显降低。患者治疗 21 天好转出院。

七、综述：单纯疱疹病毒性脑炎

单纯疱疹病毒性脑炎（Herpes Simplex Virus Encephalitis，HSVE）占病毒性脑炎的10%～20%，为最常见的散发性脑炎。文献报道未经治疗的 HSVE 病死率在 70%，并且常常遗留神经系统后遗症，及时诊断和治疗对于改善预后非常重要。

1944 年报道了首例成人的 HSVE[1]，尸检病理显示左侧颞叶、中脑及脑桥斑点状出血点，血管周围淋巴细胞袖套，细胞核内包涵体，并且脑组织中分离出病毒。

单纯疱疹病毒是嗜神经双链 DNA 病毒，常常形成慢性潜伏感染，并可在人与人之间经过破损的黏膜和皮肤进行传递。HSV 有两种血清型，HSV-1 和 HSV-2，大约 90% 的 HSVE 是由 HSV-1 引起。当人体首次经过破损的皮肤及黏膜感染 HSV，机体产生特异性免疫力，但是并不能完全消灭病毒，病毒在感觉神经元内潜伏下来，当机体免疫力下降时，病毒活化，经轴突进入颅内引起中枢神经系统感染。

HSVE 无季节性，无性别差异，各种年龄均可发病。临床常常急性起病，部分患者有上呼吸道感染史及口唇疱疹病毒病史，表现为高热、意识障碍、精神行为异常、认知功能障碍、癫痫发作、颅高压、脑膜刺激征以及偏瘫、失语等有局灶性脑实质受损的症状体征[2, 3]。

HSVE 血常规正常或者白细胞轻度升高。脑电图常表现为局灶性异常，慢波或者慢波背景上出现的尖（慢）、棘（慢）波，常常双侧不对称，颞叶为著，且与影像学改变大多一致。影像学上头颅 CT 常出现单侧或者双侧颞叶、岛叶、额叶低密度灶，有时候伴有出血而密度不均，病灶边界不清，部分可出现占位效应，增强下可出现不规则线状增强。头颅 MRI[2-3] 可见颞叶、额叶、岛叶、扣带回长 T2 信号，伴有出血时，病灶呈混杂信号，增强扫描可见不规则强化。上述影像学表现常常双侧不对称，见图 2-9。腰穿检查，颅内压正常或者轻度升高，白细胞增高，常为（50～500）×10^6/L，有时可达 1 000×10^6/L，常规显示以淋巴细胞及单核细胞为主，偶尔在病程早期可出现一过性多核细胞为主；蛋白常常增高多低于 1.5g/L，糖及氯化物常常正常，此外，HSVE 常伴有出血及坏死，脑脊液也可见到红细胞增多。病原学方面，HSV 的抗体检测、HSV 病毒聚合酶链反应（PCR）检测，目前二代测序技术也已在临床应用，提高了该病病原学诊断率（图 2-9）。

在鉴别诊断方面，HSVE 主要需与其他病原的脑炎、自身免疫性脑炎、中枢神经系统血管炎、肿瘤相鉴别。Chow 等[4] 研究了 251 例以颞叶脑炎为临床表现的病例，43% 为感染性，16% 为非感染性，41% 病因不清；在感染性病例中，HSVE 最常见，其次是结核和带状疱疹感染；非感染性病因中以自身免疫性脑炎最为多见 [包括抗 NMDAR 脑炎、抗富亮氨酸胶质瘤失活蛋白 1（LGI1）脑炎、抗接触蛋白相关样蛋白 2（Caspr2）脑炎]，其次是中枢神经系统血管炎。

HSVE 起病急，进展快，病死率高，因此早期诊断早期治疗是改善预后的关键。阿昔洛韦是治疗 HSV 的首选药物，10mg/kg，每 8 小时 1 次，治疗 2～3 周，更昔洛韦可作为阿昔洛韦无效情况下的抗病毒选择。当 HSVE 的炎症反应重，脑水肿严重或者伴有出血坏死时，可加用糖皮质激素治疗。此外，脱水降颅压、抗癫痫、降温、维持水电解质平衡、预防呼吸道感染及褥疮等。恢复期可辅以康复治疗。

HSVE 预后差，未经治疗的 HSVE 病死率在 70%，且 97% 遗留神经系统后遗症。在应用了阿昔洛韦积极治疗者，病死率降至 5%～15%，但是神经系统后遗症出现率仍然很高，为 69%～89%。

尽管 HSVE 是单相病程，临床上有 5%～27% 患者在恢复期出现了各种各样的神经系统症状变化，如精神行为改变、记忆力下降或者癫痫发作，但是这些症状往往比 HSVE 时

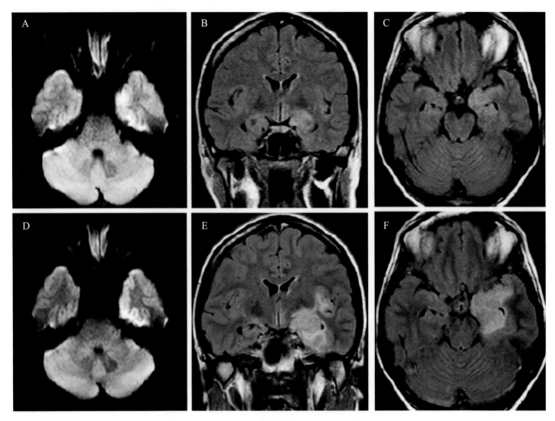

图 2-9 HSVE 患者的颅脑 MRI 特征性改变

（A 为 DWI 显示左侧颞叶内侧高信号；B、C 为对应 FLAIR 呈高信号；D～F 为 8 天后上述改变范围扩大）

期轻，这些复发病例中，HSV-PCR 阳性率很低，目前认为可能与病毒感染后的免疫反应有关，且已有抗 NMDAR 被证实[5, 6]。此时的治疗与自身免疫性脑炎相同，预后上比初发 HSVE 更好。

八、推荐阅读文献

［1］ BRADSHAW M J, VENKATESAN A. Herpes simplex virus-1 encephalitis in adults: pathophysiology, diagnosis, and management [J]. Neurotherapeutics, 2016, 13 (3): 493-508.

参 考 文 献

［1］ ZARAFONETIS C J, SMADEL J E. Fatal Herpes Simplex Encephalitis in Man [J]. Am J Pathol, 1944, 20 (3): 429-445.
［2］ BRADSHAW M J, VENKATESAN A. Herpes simplex virus-1 encephalitis in adults: pathophysiology, diagnosis, and management [J]. Neurotherapeutics, 2016, 13 (3): 493-508.
［3］ LEVITZ R E. Herpes simplex encephalitis: a review [J]. Heart Lung, 1998, 27 (3): 209-212.

[4] CHOW F C, GLASER C A, SHERIFF H, et al. Use of clinical and neuroimaging characteristics to distinguish temporal lobe herpes simplex encephalitis from its mimics [J] . Clin Infect Dis, 2015, 60 (9): 1377-1383.

[5] ARMANGUE T, LEYPOLDT F, MÁLAGA I, et al. Herpes simplex virus encephalitis is a trigger of brain autoimmunity [J] . Ann Neurol, 2014, 75 (2): 317-323.

[6] DESENA A, GRAVES D, WARNACK W, et al. Herpes simplex encephalitis as a potential cause of anti-N-methyl-D-aspartate receptor antibody encephalitis: report of 2 cases [J] . JAMA Neurol, 2014, 71 (3): 344-346.

（赵　蕾）

病例 13　右侧肢体不自主抽动伴精神行为异常半年

一、病史

一般情况：患者男性，64 岁，就诊日期 2018 年 7 月。

现病史：半年前患者无明显诱因出现右侧肢体不自主抽动，自觉抽搐从头顶部放射至右侧肢体，平均每 10min 发作 1 次，多在情绪紧张、激动时易诱发，同时出现精神行为异常，夜间睡觉时双手不自主摸索，说梦话，家属安慰后可消失继续入睡。当地医院查头颅 CT 未见异常，4h 脑电未见异常。5 个月前患者情绪悲观，焦虑症状较重，向家属交代后事，当地医院诊断为"焦虑抑郁症"，予口服艾司西酞普兰及坦度螺酮等，家属诉其右侧肢体不自主抽动症状发作频率减少，只有情绪激动或受外界刺激时发作，且当时情绪可自行控制。2 个月前患者出现无节制买东西（无用物品），随后出现嗜睡，同时白天右侧肢体不自主抽动及夜间摸索症状加重，口服奥氮平 10mg，每晚 1 次，德巴金 0.5g，每日 2 次口服，效果不佳，并逐渐出现严重认知功能障碍，迷路，不知道日期，不分男女厕所，易激惹，有幻觉，能看到黑影等恐怖东西。为进一步诊治入院。

患者发病以来大便便秘，小便困难，半年内体重下降 7.5kg。

既往史：无特殊。

个人史：无特殊。

家族史：无特殊。

二、内科系统体格检查

体温 35.7℃，脉搏 76 次 /min，呼吸频率 20 次 /min，血压 136/89mmHg。

三、神经系统专科检查

神清，言语对答不切题，近记忆力及定向力差。眼动充分，双瞳孔对光反射灵敏，眼震（－），余颅神经查体（－）。四肢肌力及肌张力正常，双侧腱反射对称存在，病理征

（一）。双侧感觉对称存在，共济运动可。

四、入院辅助检查

生化：血钠 128.1mmol/L。

代谢：甲状腺功能（－），垂体－性腺－肾上腺内分泌轴相关激素检查未见异常。

肿瘤标志物：血非小细胞肺癌抗原 3.97mg/L↑（正常值参考范围 0～3.3mg/L）。糖类抗原 CA724 8.63U/mL↑（正常值参考范围 0～6.9U/mL）；余 CA199、CA251、癌胚抗原（CEA）、甲胎蛋白（AFP）、血清神经元特异性烯醇化酶（NSE）结果均正常。

腰穿（外院）：压力不详，脑脊液生化（－），细胞计数正常。抗酸杆菌染色（－），墨汁染色（－）。

脑电监测（－）。

头颅 MRI（外院）：可见双侧海马硬化，右侧重。

边缘叶脑炎相关抗体（血）（北京协和医院）：LGI-1 抗体 1∶100。

五、诊断与讨论

诊断：抗 LGI-1 抗体相关脑炎。

讨论：定位诊断：患者面肌及右侧肢体不自主抽动，结合同步脑电图未见异常，考虑肌张力障碍可能，定位于锥体外系；记忆力、计算力及定向力减退，定位于高级皮层功能。胡言乱语、疯狂购物、拿别人东西等精神行为异常，定位于额颞叶皮层。定性诊断：患者老年男性，慢性病程，进行性加重。主要表现为反复出现右侧肢体过电样抽搐抖动，不伴二便失禁及意识丧失。继而逐渐出现精神行为异常，走路迷路，疯狂购物，常胡言乱语，性格易激惹，有打人倾向。期间出现顽固性低钠，服用过抗焦虑药物，控制精神症状药物及抗癫痫药物，症状未见改善，且成进行性加重。查体可见高级皮层功能、边缘系统及锥体外系受损体征，结合头颅 MRI 及边缘叶脑炎相关抗体（血）检查，考虑为抗 LGI-1 抗体相关脑炎。

六、综述：抗 LGI-1 抗体相关脑炎

抗 LGI-1（leucine-rich glioma-inactivated 1）抗体相关脑炎是一种自身免疫脑炎。该疾病通常累及颞叶内侧，导致认知功能障碍和癫痫，还包括其他临床特点：面-臂肌张力障碍（FBDS）、记忆力受损及亚急性、进展性病程[1]。根据文献报道，低钠血症在抗 LGI-1 抗体相关脑炎患者中也很常见[2]，但并不是特异性标志[3]。Liu 等[2]报道的 1 例抗 LGI-1 抗体相关脑炎患者，临床表现中无低钠血症、睡眠障碍，头颅 MRI、视频脑电监测及单光子发射计算机断层成像（SPECT）等检查中未见到异常。该患者的确诊依据是血及脑脊液中 LGI-1 抗体的存在[4]。

据文献报道，20%～40% 的抗 LGI-1 抗体相关脑炎患者具有 FBDS，主要表现为短暂的、

快速的、不自主的肢体抽动，伴有同侧面部肌肉抽搐。通常给予抗癫痫药物后 FBDS 症状有一些改善，但是该症状完全减轻或消失是在糖皮质激素治疗之后[5]。FBDS 通常在认知功能下降之前出现，所以如果及时予免疫治疗，边缘性脑炎是可以被治愈的[6]。而且免疫治疗可以减少癫痫发作和阻止长期并发症，包括：海马萎缩和记忆力损害[7]。目前 FBDS 是一种癫痫发作形式还是肌张力障碍仍在研究中。

一些学者认为低钠血症是由于抗利尿激素分泌紊乱，可能刺激下丘脑和肾脏 LGI1 表达。所以，某种程度上，血钠的水平可以反映疾病的严重状态[8]。精神行为障碍主要表现为性格和行为障碍，包括：易怒、焦虑、冲动的行为、幻觉、偏执及昏睡麻木；一些患者主要有情感障碍和视幻觉[7, 9]。免疫治疗后，精神症状通常会消失，因此，精神症状可能时 LGI1 边缘性脑炎的主要特征，在某种程度，这些症状也可以反映疾病的严重程度[10]。

边缘性脑炎患者的头颅 MRI 可在双侧颞叶或海马区域病灶，在 T2 和 FLAIR 相呈高信号。Irani 等[11]研究发现，LGI1 脑炎患者如果没经过免疫治疗，可能海马会萎缩，并出现相应的神经系统受损症状。血和脑脊液的常规检查没有特殊的异常，研究发现一般患者血液标本 LGI1 抗体均阳性，部分患者的脑脊液 LGI1 抗体阳性，这提示血要比脑脊液的抗体滴度和疾病病程更敏感。

研究发现免疫治疗后，患者一般无癫痫再发作并且有记忆力改善。Irani 等[11]发现只有那些没有经过免疫治疗的患者才会有认知功能损害，这提示早期免疫治疗可以有良好的预后，并且阻止疾病进展。

七、推荐阅读文献

[1] ASZTELY F, KUMLIEN E. The diagnosis and treatment of limbic encephalitis [J]. Acta Neurol Scand, 2012, 126 (6): 365-375.

[2] MALTER M P, FRISCH C, SCHOENE-BAKE J C, et al. Outcome of limbic encephalitis with VGKC-complex antibodies: relation to antigenic specificity [J]. J Neurol, 2014, 261 (9): 1695-1705.

参 考 文 献

[1] MACHADO S, PINTO A N, IRANI S R. What should you know about limbic encephalitis? [J]. Arq Neuropsiquiatr, 2012, 70 (10): 817-822.

[2] IRANI S R, MICHELL A W, LANG B, et al. Faciobrachial dystonic seizures precede Lgi1 antibody limbic encephalitis [J]. Ann Neurol, 2011, 69 (5): 892-900.

[3] GULATI S, KUMAR L. "Chest epilepsy" in a child [J]. Postgrad Med J, 1992, 68 (799): 369-370.

[4] ASZTELY F, KUMLIEN E. The diagnosis and treatment of limbic encephalitis [J]. Acta Neurol Scand, 2012, 126 (6): 365-375.

[5] MALTER M P, FRISCH C, SCHOENE-BAKE J C, et al. Outcome of limbic encephalitis with VGKC-complex antibodies: relation to antigenic specificity [J]. J Neurol, 2014, 261 (9): 1695-1705.

[6] GASTALDI M, THOUIN A, VINCENT A. Antibody-mediated autoimmune encephalopathies and immunotherapies [J]. Neurotherapeutics, 2016, 13 (1): 147-162.

[7] LALIC T, PETTINGILL P, VINCENT A, et al. Human limbic encephalitis serum enhances hippocampal mossy fiber-CA3 pyramidal cell synaptic transmission [J]. Epilepsia, 2011, 52 (1): 121-131.

[8] BIEN C G, ELGER C E. Limbic encephalitis: a cause of temporal lobe epilepsy with onset in adult life [J]. Epilepsy Behav, 2007, 10 (4): 529-538.

[9] LAI M, HUIJBERS M G, LANCASTER E, et al. Investigation of LGI1 as the antigen in limbic encephalitis previously attributed to potassium channels: a case series [J]. Lancet Neurol, 2010, 9 (8): 776-785.

[10] IRANI S R, STAGG C J, SCHOTT J M, et al. Faciobrachial dystonic seizures: the influence of immunotherapy on seizure control and prevention of cognitive impairment in a broadening phenotype [J]. Brain, 2013, 136 (Pt 10): 3151-3162.

[11] IRANI S R, BERA K, WATERS P, et al. N-methyl-D-aspartate antibody encephalitis: temporal progression of clinical and paraclinical observations in a predominantly non-paraneoplastic disorder of both sexes [J]. Brain, 2010, 133 (Pt 6): 1655-1667.

（张　菁）

病例 14　记忆力减退、发作性抽搐 10 个月

一、病史

一般情况：患者女性，22 岁，于英国留学，发病日期 2017 年 11 月 15 日。

患者于 2017 年 11 月 15 日自觉腹痛、头痛，困倦伴低热，同时存在行为反常，后出现意识障碍、抽搐、大小便失禁，GCS 评分 11 分，在英国当地医院考虑中枢神经系统感染可能，予头孢曲松、阿昔洛韦治疗，同时予左乙拉西坦及地塞米松。完善磁共振动脉＋静脉成像（MRA＋MRV）、头 MRI 平扫正常。第一次腰穿提示脑脊液白细胞 8 个 /L，Glu 4.9mmol/L，Pro 0.53g/L。病毒 PCR 阴性。脑电图提示双侧大脑半球对称 Delta 慢波，未见痫样放电（药物镇静状态）。患者每日缄默，可见口面部不自主运动，左上肢间断抽搐，有时累及左下肢，有痴笑发作。有时患者强直 - 阵挛发作数分钟，考虑自身免疫性脑炎可能性大，2017 年 11 月 28 日予甲强龙 1g/d 冲击治疗 3 天，后续又再次冲击 3 天（总共使用 6g），之后逐渐改为 60mg，每日 1 次，口服，逐渐减量。2017 年 12 月 1 日复查头 MRI 可见双侧海马高信号。2017 年 12 月 4 日患者缄默逐渐好转，每天仍有多次抽搐发作，抽搐时呼之不应，事后不能回忆，每次持续 1min 左右，表现为肢体强直及阵挛。2017 年 12 月 13 日复查头 MRI 仍可见双侧海马异常，但较前好转。12 月 28 日复查头 MRI 较前进一步改善。患者英国医院出院时抽搐较前好转，但仍觉记忆力下降，视物成双症状，自觉全身麻木，最后一次抽搐伴意识障碍在 2018 年 1 月 11 日，入院时口服泼尼松 35mg 已 16 天，开浦兰 1.5g，每日 2 次，口服，拉克酰胺 150mg，每日 2 次，口服部分控制癫痫发作。为进一步治疗回国，转入我院。

既往史：慢性鼻炎多年，具体不详。否认肝炎病史及其密切接触史，否认结核病史及其密切接触史，否认手术、外伤，否认过敏史，预防接种史按计划进行。

个人史：原籍出生，有外地久居史，无血吸虫病疫水接触史，无地方病或传染病流行区居住史，无毒物、粉尘及放射性物质接触史，生活较规律，无缺乏体力活动等不健康生活习惯，否认吸烟饮酒；无冶游史，无性病史。

月经婚育史：初次月经 14 岁，月经规律，量正常。未婚未育。

家族史：无家族性遗传病史。

二、内科查体

体温 36 ℃，脉搏 67 次 /min，呼吸频率 18 次 /min，血压 119/66mmHg，生命体征平稳，心肺腹查体无异常。

三、神经内科专科查体

一般情况：神清语利，反应可。

颅神经：颈软，双瞳等大正圆，直径 3mm，光反射灵敏。眼球各向活动充分，各方向均存在复视，左侧及右侧注视可及水平眼震。面纹对称，伸舌居中，余颅神经未见异常。

运动系统：四肢肌力 V 级，肌张力正常，四肢腱反射活跃。

深浅感觉基本对称。

共济运动正常。

病理征阴性。

脑膜刺激征：颈强直（－）。

四、入院时神经系统评分

CGS：15 分（E4V5M6），蒙特利尔认知评估量表（MoCA）：22 分。汉密尔顿抑郁量表（HAMD）：14 分，存在轻度抑郁，有自杀观念。汉密尔顿焦虑量表（HAMA）：19 分。

五、辅助检查

外院检查（英国）：

血常规 WBC、CRP 无明显升高，血钙 1.96mmol/L 偏低。

颅内静脉造影未见异常。

颈椎 CT 未见异常。

2017 年 11 月 22 日头 MRI 右侧海马高信号。2017 年 12 月 1 日头 MRI 可见双侧海马高信号。2017 年 12 月 13 日头 MRI 可见双侧海马异常，较前好转。2017 年 12 月 28 日头 MRI 较前进一步改善。

2017 年 11 月 23 日脑电图提示双侧大脑半球对称 δ 慢波，未见癫样放电（镇静状态）。

肿瘤筛查：胸腹盆腔 CT 未见明显异常，腹盆腔少量游离液体，肝门静脉周围水肿，肝脏正常。PET-CT 未见恶性病变。

腰椎穿刺（2017 年 11 月 19 日治疗前）：压力不详，脑脊液白细胞 8 个 /L，Glu 4.9mmol/L，Pro 0.53g/L。病毒 PCR 阴性。腰椎穿刺（2017 年 11 月 28 日治疗后）：压力不详，白细胞 4 个 /L，Pro 2.8g/L，Glu 4.2mmol/L，病毒 PCR 仍阴性，寡克隆带（OB）阴性。腰椎穿刺（2017 年 12 月 20 日治疗后复查）：CSF 压力 100mm H_2O，其余均正常。血清副肿瘤和自身免疫相关抗体、血清抗脑组织抗体阴性。

入院后辅助检查：

肿瘤标志物筛查：癌抗原 CA-199 218.13U/mL↑。风湿免疫相关抗体阴性：抗核抗体、抗中性粒细胞胞质抗体（ANCA）、抗磷脂抗体谱正常。

妇科超声：可见双侧散在子宫及双附件未见明显异常。全腹部＋盆腔增强 CT 回报：副脾，右肾（小）囊肿。

头 MRI：双侧海马轻度萎缩。

脑电图：可见双侧 α 节律不佳，散在慢波基础上节律性尖波。

六、诊断与讨论

诊断：1. 抗体阴性的自身免疫性边缘性脑炎
　　　2. 症状性癫痫

讨论：患者急性起病的记忆障碍，精神行为异常，继之意识障碍，出现包括局灶性发作、继发性全面性强直 - 阵挛发作、痴笑性发作等多种癫痫发作形式，病程中一度出现低通气需要呼吸监护支持的情况；影像学检查提示边缘系统受累，特别是 MRI 的 T2 像表现为双侧颞叶内侧高信号，后期出现双侧海马萎缩；脑电图可见慢波背景的基础上出现双颞的节律性尖波。启动免疫治疗后病情明显好转。综合以上情况，尽管抗神经元表面抗原的自身抗体和细胞内抗原抗体检测为阴性，结合脑脊液的检测结果，我们仍考虑本患者为抗体阴性的自身免疫性边缘性脑炎。妇科及全身其他系统肿瘤当前已排除，需进一步动态复查。

本病需要与感染性疾病相鉴别：包括病毒性脑炎，例如单纯疱疹病毒性脑炎与流行性乙型脑炎等，神经梅毒，细菌、真菌和寄生虫所致的中枢神经系统感染，Creutzfeldt-Jakob 病等以及免疫抑制剂或者抗肿瘤药物相关的机会性感染性疾病。病毒性脑炎急性期脑脊液抗 NMDAR 抗体阴性。对抗神经元抗体阴性的边缘性脑炎，需考虑单纯疱疹病毒性脑炎的可能，可试用阿昔洛韦抗病毒治疗。少数单纯疱疹病毒性脑炎患者在恢复期重新出现脑炎症状，此时脑脊液病毒核酸转阴而抗 NMDAR 抗体呈阳性，属于感染后自身免疫性脑炎，病毒感染是自身免疫性脑炎的诱因之一。本患者起病时无发热，脑脊液常规化验及病毒检测未见感染表现，以资鉴别。还需要与副肿瘤性边缘性脑炎，其自身抗体针对神经元细胞内抗原，主要介导细胞免疫反应，常引起不可逆的神经元损害，本患者血液和脑脊液的细胞内抗原抗体检测为阴性，暂不考虑。

　　该例患者继续左乙拉西坦抗癫痫治疗，加用奥卡西平小剂量加量至 0.45g，每日 2 次，口服，逐渐减量拉克酰胺。泼尼松逐渐减量，小剂量维持。加用丙种球蛋白足量足疗程输注，依达拉奉清除自由基，尼麦角林改善认知症状。患者未再发作抽搐，目前病情平稳，2018 年下半年复诊，患者未再出现癫痫发作，记忆力轻度减退，基本不影响正常生活。

七、综述：自身免疫性脑炎

　　脑炎是由脑实质的弥漫性或者多发性炎性病变导致的神经功能障碍。其病理改变以灰质与神经元受累为主，也可累及白质和血管。自身免疫性脑炎泛指一类由自身免疫机制介导的脑炎。自身免疫性脑炎合并相关肿瘤者，称为副肿瘤性自身免疫性脑炎；而副肿瘤性自身免疫性脑炎中符合边缘性脑炎者，称为副肿瘤性边缘性脑炎。

　　自 2007 年抗 NMDAR 脑炎被发现以来，一系列抗神经元细胞表面或者突触蛋白的自身抗体被陆续发现。

　　抗 NMDAR 脑炎是自身免疫性脑炎的最主要类型，比例占脑炎病例的 10%～20%，其特征性临床表现符合弥漫性脑炎，其次为抗 LGI1 抗体相关脑炎与抗 γ- 氨基丁酸 B 型受体（GABA$_A$R）抗体相关脑炎等。这一大类新型自身免疫性脑炎与经典的副肿瘤性边缘性脑炎有明显不同。其靶抗原位于神经元细胞表面，主要通过体液免疫机制引起相对可逆的神经元功能障碍，免疫治疗效果良好。

　　临床表现：自身免疫性脑炎综合征具有多种临床表现，可表现为典型的边缘叶脑炎，也可表现为伴有复杂神经精神症状（如记忆缺陷、认知障碍、精神病性症状、癫痫发作、异常运动或昏迷）的综合征。一些自身免疫性脑炎更常见于儿童和女性。这组疾病与抗神经元细胞表面 / 突触蛋白抗体有关[1,2]。靶抗原通常在突触传递和可塑性方面起关键作用。而这些综合征不一定与癌症相关。

　　目前治疗方法主要基于抗 NMDAR 脑炎的治疗经验；抗 NMDAR 脑炎患者是目前为止研究过的规模最大的一组患者。及时识别这些综合征很重要，因为早期开始治疗（免疫治疗，也可能有相应的肿瘤靶向治疗）可以改善预后、加快恢复并降低复发风险。

　　特异性自身免疫性脑炎综合征：抗 NMDAR 脑炎是特征最明确的一种自身免疫性脑炎综合征，它有一系列可预测的症状，这些症状加起来构成了一种独特的综合征[3,4]。许多患者会出现前驱性头痛、发热或病毒感染样过程，随后数日出现多阶段的症状进展，包括：突出的精神表现（焦虑、激越、行为怪异、幻觉、妄想、思维紊乱）；初始发作或复发时很少出现孤立性精神病性发作[5]，失眠，记忆缺陷，癫痫发作，意识水平下降，木僵伴紧张症特点，频繁出现运动障碍：口面部运动障碍、舞蹈手足徐动症样运动、肌张力障碍、强直、角弓反张姿势，自主神经不稳定：高热、血压波动、心动过速、心动过缓、心脏暂停，有时还会出现需要机械通气的通气不足，语言功能障碍：语言输出减少、缄默、模仿语言。

　　诊断和鉴别诊断：如果成人或儿童发生上述临床症状且通常伴有下述表现，则应怀疑该病：①脑脊液淋巴细胞增多或寡克隆带阳性（不过脑脊液基本参数最初可能是正常的）。②脑电图上癫痫活动不频繁，但常见缓慢、紊乱的活动，而这些活动与大多数异常运动无关。一项研究显示，23 例成人患者中 7 例具有独特的脑电图表现，称为极度 δ 刷状波（extreme delta brush），这与病程较长有关[6]。③脑部 MRI 往往正常或在皮质（大脑、小脑）或皮质下（海马、基底节、白质）区域有一过性 FLAIR 异常信号或异常强化[7, 8]。虽然不是常规进行，但据称 PET 显示大脑葡萄糖代谢呈额叶 - 枕叶梯度增加的特征性改变，这与疾病严重程度有关[9]。

抗 NMDAR 脑炎的诊断通过检测血清或脑脊液中抗 NMDAR 的 GluN1（也称为 NR1）亚基的 IgG 抗体来确认[10]。患者就诊时总是存在脑脊液抗体；大多数患者有鞘内抗体合成。治疗后或在疾病晚期阶段，如果没有临床改善，脑脊液抗体通常保持升高状态，而血清抗体可能因治疗而大大减少。相比血清抗体滴度，脑脊液抗体滴度似乎与临床结局的关系更密切。

该临床表现的鉴别诊断包括：原发性精神障碍（急性精神病或精神分裂症）、恶性紧张症、神经阻滞剂恶性综合征、病毒性脑炎、昏睡性脑炎等。

抗 NMDAR 脑炎患者中肿瘤检出率如下：女性多与卵巢畸胎瘤相关，在男性患者中，很少发现肿瘤。除卵巢畸胎瘤以外的其他相关肿瘤包括：睾丸生殖细胞肿瘤、纵隔畸胎瘤、小细胞肺癌、霍奇金淋巴瘤、卵巢囊腺纤维瘤和神经母细胞瘤。

治疗与预后：治疗方案包括免疫抑制和肿瘤切除（有相应指征时）。未经治疗的患者可能发生进行性神经系统功能恶化和死亡。然而，少数患者在经历几个月的严重症状后自发恢复的现象也有报道。

治疗决策应该个体化，要考虑到患者年龄、有无肿瘤以及症状的严重程度。除了在适当的时候切除肿瘤外，大多数患者的初始治疗可采用静脉甲泼尼龙（例如，成人 1g/d，持续 5 天）和静脉用免疫球蛋白 G（intravenous immune globulin，IVIG）（例如，每日 400mg/kg，持续 5 天）或血浆置换。

如果初始治疗后未见临床改善证据，则进行二线治疗，包括利妥昔单抗（每周 375mg/m^2，持续 4 周；或者每次 1g，共 2 次，间隔 2 周）、环磷酰胺（每月 750mg/m^2，根据疗效使用 4～6 个月），或两者联用。

如上所述，抗 NMDAR 脑炎患者有复发的风险。15%～24% 的患者会复发，有时在数年后复发[7, 8, 11]。没有肿瘤的情况下可出现复发，复发也可能与隐匿性或复发性畸胎瘤有关。在一些病例系列研究中，首次发病时未接受免疫治疗的患者更易复发[6, 11]。复发患者的治疗通常与新诊断的患者类似，但在复发过程中早期启动二线治疗的门槛较低。

八、推荐阅读文献

[1] GRAUS F, TITULAER M J, BALU R, et al. A clinical approach to diagnosis of autoimmune encephalitis [J]. Lancet Neurol, 2016, 15 (4): 391-404.

参 考 文 献

[1] GULTEKIN S H, ROSENFELD M R, VOLTZ R, et al. Paraneoplastic limbic encephalitis: neurological

symptoms, immunological findings and tumour association in 50 patients [J] . Brain, 2000, 123 (Pt 7): 1481-1494.

［2］LAWN N D, WESTMORELAND B F, KIELY M J, et al. Clinical, magnetic resonance imaging, and electroencephalographic findings in paraneoplastic limbic encephalitis [J] . Mayo Clin Proc, 2003, 78 (11): 1363-1368.

［3］BASU S, ALAVI A. Role of FDG-PET in the clinical management of paraneoplastic neurological syndrome: detection of the underlying malignancy and the brain PET-MRI correlates [J] . Mol Imaging Biol, 2008, 10 (3): 131-137.

［4］ALAMOWITCH S, GRAUS F, UCHUYA M, et al. Limbic encephalitis and small cell lung cancer. Clinical and immunological features [J] . Brain, 1997, 120 (Pt 6): 923-928.

［5］DALMAU J, GRAUS F, ROSENBLUM M K, et al. Anti-Hu--associated paraneoplastic encephalomyelitis/sensory neuronopathy. A clinical study of 71 patients [J] . Medicine (Baltimore) , 1992, 71 (2): 59-72.

［6］HENSON R A, HOFFMAN H L, URICH H. Encephalomyelitis with carcinoma [J] . Brain, 1965, 88 (3): 449-464.

［7］MORAGAS M, MARTÍNEZ-YÉLAMOS S, MAJÓS C, et al. Rhombencephalitis: a series of 97 patients [J] . Medicine (Baltimore) , 2011, 90 (4): 256-261.

［8］PILLAY N, GILBERT J J, EBERS G C, et al. Internuclear ophthalmoplegia and "optic neuritis" : paraneoplastic effects of bronchial carcinoma [J] . Neurology, 1984, 34 (6): 788-791.

［9］SAIZ A, BRUNA J, STOURAC P, et al. Anti-Hu-associated brainstem encephalitis [J] . J Neurol Neurosurg Psychiatry, 2009, 80 (4): 404-407.

［10］MARTINEZ-HERNANDEZ E, ARIÑO H, MCKEON A, et al. Clinical and immunologic investigations in patients with stiff-person spectrum disorder [J] . JAMA Neurol, 2016, 73 (6): 714-720.

［11］ARIÑO H, HÖFTBERGER R, GRESA-ARRIBAS N, et al. Paraneoplastic neurological syndromes and glutamic acid decarboxylase antibodies [J] . JAMA Neurol, 2015, 72 (8): 874-881.

（付　伟）

病例15　头痛2年伴视力减退、左耳听力减退1年

一、病史

一般情况：患者女性，62岁，发病时间：2017年5月。

患者2年前出现"鼻炎"，卡他症状较重，每日流涕，部分呈清水样（每日流涕量不详），后卡他症状未完全缓解，此后2个月逐渐出现右侧鼻腔深部、右侧眶下部痛，逐渐延伸至右侧眼眶、右侧额部、颞部、顶部痛，为持续性钝痛，视觉模拟评分（VAS）8分，无明显恶心、呕吐，伴明显食欲减退，头痛不影响睡眠，可正常入睡，自行局部按压右眼眶后症状略好转。1.5年前头痛逐渐向左侧延伸，左侧顶部、颞部、枕部相继受累，随后出现左耳痛，1年前逐渐出现左耳耳鸣伴听力减退，同期出现双眼部痛，右眼为主，此后3个月左耳基本失聪，并出现双眼视力下降，2个月后右眼基本失明，左眼视力严重下降，

视近物亦模糊，用餐时难以看清影响进食，且感左眼外上象限视野缺损。反复多次就诊于当地医院，完善视力视野、视觉诱发电位、听觉诱发电位、颅脑 MRI，提示右眼视野基本丧失，左眼上部视野缺损，未予明确诊断。此次门诊颅脑 MRI 增强像提示全脑膜增强信号，遂收入院进一步诊治。患者病来睡眠可，食欲减退，患病 2 年来体重下降 12kg。

既往史：否认高血压、冠心病、糖尿病、高脂血症、脑梗死等疾病病史，否认肝炎、结核及其密切接触史。

个人史：无血吸虫病疫水接触史，无地方病或传染病流行区居住史，无毒物、粉尘及放射性物质接触史，养狗史 10 年余，无鸽子、其他家禽、牛、羊或其他家畜接触史，吸烟 50 余年，约 20 支 / 天，间断饮酒，不酗酒。

二、内科系统查体

体温 36℃，脉搏 62 次 /min，呼吸频率 18 次 /min，血压 132/71mmHg；消瘦，余内科系统检查未见明显异常。

三、神经系统专科查体

一般情况：神清，对答切题，言语流利。

颅神经：嗅觉丧失，视野检查提示右眼全部视野丧失，左眼上部视野缺损，左耳听力明显下降，Webber 试验偏左，左耳 Rinne 试验骨导大于气导，其余颅神经未见明显异常。

运动系统检查：四肢肌力 V 级，肌张力正常。

共济运动正常。

脑膜刺激征（－）。

四、入院后神经系统评分

VAS 评分 8 分。

五、辅助检查

常规检查：血常规：WBC $11.88×10^9$/L↑，NEUT $9.16×10^9$/L↑，MN $0.71×10^9$/L↑，NEUT% 77.10%↑，淋巴细胞百分比 16.20%↓，红细胞沉降率 89mm/h↑，CRP 58mg/L↑；生化检查：前白蛋白 163.4mg/L↓，尿酸 143μmol/L↓，血肌酐 38.5μmol/L↓，凝血六项未见异常。

感染方面筛查：感染四项、Tb-SPOT、TORCH 十项、Lyme 抗体、EBV-DNA 结果正常。

免疫方面筛查：ANCA-MPO（＋）129.52AU/mL；IgG 亚型：IgG1 14.00g/L↑，IgG2 3.12g/L，IgG3 0.39g/L，IgG4 1.95g/L；补体二项：C3 1.760g/L，C4 0.352g/L，免疫球蛋白三项：

IgG 20.92g/L↑，IgA 3.164g/L，IgM 1.509g/L；血管紧张素转化酶（ACE）结果正常。

入院后完善腰穿：压力 190mm H$_2$O，脑脊液生化：Glu 2.87mmol/L，Cl 122mmol/L，Pro 915mg/L↑，常规：外观透明，无色，细胞总数 102×10^6/L，WBC 101×10^6/L，PMN% 1%，MN% 99%；脑脊液细胞学：激活淋巴细胞（+），浆细胞（+）；脑脊液 IgG 664.000mg/L↑，抗酸染色（-），新型隐球菌抗原（-）。脑脊液细菌培养+鉴定：存在杰氏棒杆菌 1 个菌落，脑脊液 TORCH 十项（-）。

入院后立体定向硬脑膜活检术，病理提示为（硬脑膜）致密纤维结缔组织，伴纤维细胞、纤维母细胞血管增生，淋巴细胞、浆细胞、组织细胞浸润，部分区域组织坏死，免疫组化：LCA（+）、CD68（+）、CD31（血管内皮+）、CD34（血管+）、CD138（浆细胞+）、Kappa（+）、Lambda（+）、EMA（局灶+），特殊染色：抗酸（-）、PAS（-）。

六、诊断和讨论

诊断：肥厚性硬脑膜炎可能性大

讨论：定位诊断：颅面部痛及头痛主要定位于头部及颅面部痛敏结构如头皮、皮下软组织、鼻黏膜、骨膜、脑膜、颅内动静脉壁等结构；嗅觉丧失定位于嗅觉感受器、嗅丝、嗅球、嗅神经等周围嗅觉传入通路及颞叶嗅觉中枢；视野缺损定位于眼底、视神经、视交叉、视辐射及枕叶视觉中枢；左耳听力减退定位于左侧内耳、前庭耳蜗神经、颞叶听觉中枢。嗅神经、视神经、前庭耳蜗神经均为颅底部进入颅内的重要感觉神经，结合患者颅脑 MRI 平扫+增强影像提示患者脑膜广泛增强信号，考虑患者病灶定位于脑膜。

定性诊断：患者老年女性，慢性病程，病情迁延不愈，逐渐加重，颅脑 MRI 平扫+增强提示脑膜广泛增强信号，应首先考虑为颅内慢性炎症可能性大，同时须除外免疫病、肿瘤性疾病之可能。肥厚性硬脑膜炎是一种较为罕见的疾病，病因和发病机制尚未十分明确，一般将其分为特发性和继发性两类，继发性又以感染性和自身免疫性居多，部分肥厚性硬脑膜炎患者增生肥厚的硬脑膜活检结果提示增厚的硬脑膜为过度增生的纤维组织。临床主要表现为头痛和多对颅神经损害，同时亦可累及相邻的脑组织结构。患者顽固性头痛多年，伴有多组颅神经受累，且颅脑 MRI 提示脑膜广泛性增厚，应高度怀疑此类疾病可能，但同时亦须除外其他疾病。

鉴别诊断及依据

1. 结核性脑膜炎：为慢性脑膜炎，亚急性起病，慢性病程，病程常延续数月，可有低热、盗汗等结核中毒症状，脑膜刺激症状和颅内压增高明显，可伴有颅神经损害（外展、动眼、面神经最易受累），发病 4～8 周后常出现交通性脑积水和脑实质损害症状，腰椎穿刺常提示脑脊液白细胞轻到中度增多（100～500×10^6/L），蛋白增高明显（1～2g/L），糖及氯化物下降，特别氯化物下降明显。本患者症状出现前存在可疑的"清水样"流涕，应高度怀疑可能存在颅底结构受损，进而出现颅内感染性病灶之可能，患者慢性病程，病情迁延，存在颅神经损害症状，应高度怀疑结核性疾病可能，但患者无明显发热、盗汗等结核中毒症状，且无明显结核病史，较难支持此类疾病诊断，须完善腰椎穿刺术及结核菌染色涂片培养等检查以进一步明确。

2. 病毒性脑膜炎：是指由各种病毒感染引起脑膜急性炎症的一种感染性疾病，临床以发热、头痛和脑膜刺激征为主要表现，常见的病原体为肠道病毒，如柯萨奇病毒、埃可病毒等，其次为流行性腮腺炎病毒、单纯疱疹病毒及腺病毒，病程 2～4 周，自限性疾病，无明显并发症，预后较好。患者老年女性，症状出现前存在可疑的"清水样"流涕，应高度怀疑可能存在颅底结构受损，进而出现颅内感染性病灶之可能，但患者病程中无明显发热，且患者病情迁延不愈，存在广泛颅神经受累，均不支持此类疾病诊断，可基本除外。

3. 无菌性脑膜炎：可见于累及脑膜的白血病、淋巴瘤和其他恶性肿瘤。此类疾病主要依靠病史诊断，患者目前无明显血液系统恶性疾病或肿瘤性疾病之证据，需进一步完善检查，寻找相关证据，必要时完善骨髓穿刺术检查。

综上，该例患者考虑特发性肥厚性硬脑膜炎可能性大，治疗给予地塞米松 20mg，每日 1 次静点，患者自感头痛症状较前缓解，食欲较前明显恢复，可自如下地行走，无明显痛苦表情。继续口服激素根据病情逐渐减停。

七、综述：肥厚性硬脑膜炎

肥厚性硬脑膜炎的特点为硬脑膜和幕的炎性纤维化，与肥厚性硬脊膜炎有时可并发，由此产生一系列神经系统症状，呈慢性经过，两者均属于肥厚性硬膜炎。肥厚性硬膜炎是一种好发于成人的以硬膜肥厚为特征的慢性纤维化炎性疾病。继发性肥厚性硬膜炎的诊断需要积极寻找可能的潜在病因，如感染性疾病、自身免疫性疾病、肿瘤等。而特发性肥厚性硬脑膜炎是一种排除性的诊断。

需排除继发原因如下：

中性粒细胞胞质抗体（ANCA）相关性肥厚性硬脑膜炎：根据荧光显微镜下形态可将 ANCA 分为胞质型（c-ANCA）、核周型（p-ANCA）和不典型三种。c-ANCA 和 p-ANCA 的主要靶抗原分别是蛋白酶 3（proteinase3，PR3）和髓化过氧化物酶（myeloperoxidase，MPO）。MPO-ANCA 是我国 ANCA 相关性血管炎（antineutrophil cytopasmic antibody associated vasculitis，AAV）患者血清中最主要的自身抗体。MPO-ANCA 阳性的肥厚性硬膜炎应划分为中枢神经系统特有的 AAV。此病患者好发于中年女性；容易累及硬膜和上呼吸道，而全身系统性、整个呼吸道及肾脏受累少见，神经系统损害相对较轻，根据 Watts 标准，82% 的 MPO-ANCA 阳性肥厚性硬膜炎可诊断为肉芽肿性血管炎（granulomatosis with polyangiitis，GPA）；糖皮质激素联合免疫抑制剂疗效更佳。

IgG4 相关性肥厚性硬脑膜炎（Immunoglobulin-G4-related hypertrophic pachymeningitis，IgG4-RHP）是近年来发现的 IgG4 相关性疾病（IgG4-related disease，IgG4-RD）累及中枢神经系统的一种表现形式，IgG4-RD 是一类原因不明的慢性进行性自身免疫病，患者血清 IgG4 水平通常升高，大量淋巴细胞和 IgG4 阳性浆细胞浸润伴有组织纤维化导致器官出现肿大或结节性病变。IgG4-RD 常侵犯腺体，60%～90% 的患者可有多器官受累，但累及中枢神经系统的非常少见，除硬膜和垂体病变外，迄今罕有侵犯脑或脊髓实质的报道。两项较大的流行病学调查发现表现为肥厚性硬脑膜炎的患者中 8%～29% 事实上是 IgG4-RHP。IgG4-RHP 症状无明显特异性，与病变累及的部位与范围大小有关，主要因炎性肥厚的硬脑膜压迫邻近神经或血管所致，头痛是最常见的症状（50%），其次是颅神经功能障碍（45%）和癫痫发作（18%）。所有颅神经几乎均可受累，表现为单神经或多神经损害，其中以视神经，眼球运动神经以及后组颅神经较为多见，引起相应的视力丧失、复视、眼外肌和球麻痹等症状。部分患者可有共济失调，认知功能减退，颅高压症状或全身乏力等。病变侵犯硬脊膜可出现肢体无力和感觉异常，少数患者还可有尿便功能障碍。值得一提的是，其他病因导致的肥厚性硬脑膜炎也常出现上述临床表现，因此症状学对于两者的鉴别价值有限。

头痛和多颅神经麻痹是肥厚性硬脑膜炎主要临床表现，而肥厚性硬脊膜炎则主要表现为神经根刺激和脊髓受压症状。影像学检查非常重要，MRI 平扫可见 T1 加权像等或低信号，T2 加权像低信号，增强后明显强化。肥厚性硬脑膜炎特征性征象为"轨道征""奔驰征"。而肥厚性硬脊膜炎主要好发于颈、胸椎椎管内腹侧硬膜。确诊往往需要行病理组织活检，镜下表现为纤维组织增生和炎症细胞浸润。因而肥厚性硬膜炎的诊断通常需要结合典型的临床表现和影像学检查，进一步明确诊断需要排除继发病因所致，必要时行硬膜活检确诊。

治疗包括药物治疗和手术治疗。

药物：对于继发性肥厚性硬膜炎应针对不同病因而采取相应治疗，经药物治疗一般有效。尽管特发性肥厚性硬脑膜炎存在自发缓解可能，然绝大多数有症状者需要治疗。目前关于特发性肥厚性硬脑膜炎的治疗尚未形成指南共识。对于复发者，起始选用糖皮质激素，后加用免疫抑制剂治疗效果较好。首选糖皮质激素，泼尼松龙 $0.6\text{mg} \cdot \text{kg}^{-1} \cdot \text{d}^{-1}$，缓慢减量，以 2.5～5.0mg/d 维持治疗 3 年。激素效果不佳，症状严重或维持治疗阶段可考虑联用甲氨蝶呤、环磷酰胺或硫唑嘌呤等免疫抑制剂。对于出现严重神经系统缺损症状者，可以采用激素冲击治疗（甲基强的松龙 1g/d，持续 3 天），逐渐减量后口服维持治疗。免疫抑制剂往往与激素联合应用，未证实单独使用免疫抑制剂的疗效。

手术：对于药物治疗无反应及对于硬脑膜增厚出现明显占位压迫症状的患者，需行外科手术治疗，主要采取颅骨切开减压术并切除肥厚的硬脑膜。术后辅以激素和免疫抑制剂治疗，多数患者临床及影像学表现改善，但临床症状完全恢复较困难，遗留神经障碍的程度与治疗前的病程呈正相关。

IgG4-RHP 对糖皮质激素反应普遍较好，多数患者及时治疗后症状缓解，预后理想，但也有少数可遗留神经功能障碍。少数患者会出现复发，此时可考虑应用利妥昔单抗，从已有的个案报道来看，疗效肯定。

八、推荐阅读文献

[1] LU L X, DELLA-TORRE E, STONE J H, et al. IgG4-related hypertrophic pachymeningitis: clinical features, diagnostic criteria, and treatment [J]. JAMA Neurol, 2014, 71 (6): 785-793.

参 考 文 献

[1] YOKOSEKI A, SAJI E, ARAKAWA M, et al. Hypertrophic pachymeningitis: significance of myeloperoxidase anti-neutrophil cytoplasmic antibody [J] . Brain, 2014, 137 (Pt 2): 520-536.

[2] DE VIRGILIO A, de VINCENTIIS M, INGHILLERI M, et al. Idiopathic hypertrophic pachymeningitis: an autoimmune IgG4-related disease [J] . Immunol Res, 2017, 65 (1): 386-394.

[3] LU L X, DELLA-TORRE E, STONE J H, et al. IgG4-related hypertrophic pachymeningitis: clinical features, diagnostic criteria, and treatment [J] . JAMA Neurol, 2014, 71 (6): 785-793.

[4] KUPERSMITH M J, MARTIN V, HELLER G, et al. Idiopathic hypertrophic pachymeningitis [J] . Neurology, 2004, 62 (5): 686-694.

[5] BARBIERI F R, NOVEGNO F, IAQUINANDI A, et al. Hypertrophic pachymeningitis and hydrocephalus-the role of neuroendoscopy: case report and review of the literature [J] . World Neurosurg, 2018, 119: 183-188.

（张　菁）

病例 16　精神异常、记忆力减退 13 天

一、病史

一般情况：患者男性，52 岁，干部，发病时间 2018 年 9 月 12 日。

患者入院 13 天前无明显诱因出现头晕，伴胡言乱语，对自己的言语行为无记忆，嗜睡，伴低热，无恶心、呕吐、腹泻、肌痛、肢体活动不利、抽搐等不适。于外院查血常规：WBC 15.27×10⁹/L，NEUT%76%，hs-CRP 8.86mg/L，脑脊液：细胞 12×10⁶/L，WBC 1×10⁶/L，Glu 5.66mmol/L，Cl 115.8mmol/L，隐球菌（－），病毒系列（－）；头颅 CT：左侧基底节区、右侧丘脑、右侧小脑多发性脑梗死，脑白质脱髓鞘改变；脑电图示右侧额极、额、颞区大量不规则的慢波发放，以前中颞区为著；胸部 CT 未见异常；给予血栓通、醒脑静等对症治疗，仍有对往事记忆不清。患者为进一步诊治，就诊我院神内科。

既往史：高血压 15 年，平素口服吲达帕胺，血压控制尚可；近期发现血糖升高，未服药；余无特殊。

个人史：长期居住于北京市朝阳区，无毒物及特殊药物服用史。

婚育史：适龄结婚，育有 1 女，配偶及女儿体健。

家族史：无特殊。

二、内科系统体格检查

体温 37.4 ℃，呼吸频率 18 次 /min，血压 137/78mmHg；双肺呼吸音清，未及干湿性啰音及胸膜摩擦音。心率 82 次 /min，心律齐，未及病理性杂音及额外心音。腹部查体未

见明显异常。

三、神经系统专科检查

一般情况：意识清楚，情绪良好，右利手，言语清晰流利。

精神智能状态：定向力（时间、地点、人物）粗测无减退，计算力粗测无减退，近记忆力粗测有减退，理解力粗测无减退。无妄想，无幻觉，无错觉，自知力未见异常，查体配合。

颅神经：未见异常。

运动系统：四肢肌力Ⅴ级，肌张力正常。

感觉系统：双侧深浅感觉对称。

反射：四肢腱反射对称引出，病理反射（－）。

共济运动：稳准。

步态：正常。

脑膜刺激征：颈强直（－），Brudzinski 征（－），Kernig 征（－）。

四、入院时神经系统评分

MoCA：23 分；简易精神状态量表（MMSE）：25 分；画钟测验（CDT）1 分；Bosten 命名测验（BNT）总提示 1 个，总正确 19 个；听觉词汇学习量表（AVLT）即刻回忆 26，延迟回忆 2，延迟回忆（30min）0，长时延迟再认（30min）14，错误 4；数字广度测试：正向 8，逆向 7；轨迹测试：一、完成时间 42s，二、未完成，时间 300s；日常生活能力量表（ADL）：33 分；Fuld 物体记忆测验（FOM）：7 分，快速词汇测验（RVR）：18 分。

五、辅助检查

血液学检查：血常规：WBC $11.28×10^9$/L↑，NEUT% 66.00%，LYM% 19.90%↓，MN% 10.50%↑；生化：Na 正常，K 3.26mmol/L；尿便常规未见异常；感染方面：感染四项（梅毒、HIV、乙肝、丙肝）结果正常；降钙素原（PCT）正常；肿瘤标志物方面：NSE、鳞状上皮细胞癌相关抗原（SCCA）、CEA、非小细胞肺癌抗原（CYFRA21-1）结果正常；代谢：叶酸、维生素 B_{12} 水平正常；甲状腺功能五项：T3 1.25nmol/L 略低，余正常范围；同型半胱氨酸 16.44μmol/L↑；免疫方面：CRP 49mg/L↑，ESR 47mm/h；抗核抗体（ANA）、抗可提取性抗原抗体（ENA）、ANCA、抗双链 DNA 抗体（dsDNA）均正常。

胸腹部 CT 未见异常，睾丸超声未见异常。

脑脊液检查：常规：外观无色透明，WBC 0～2/HPF，RBC 0/HPF，脑脊液生化：Alb 0.2g/L，Glu 4.10mmol/L，Pro 0.4g/L，Cl 126.5mmol/L；外送北京协和医院 NMDAR 抗体可疑阳性，CSF-IgG 51.4mg/L，OB、SOB 弱阳性。脑脊液＋血 Hu-Yo-Ri 等副肿瘤抗体阴性。

脑电图：脑电图双侧额颞叶慢波，以右前侧中颞区为著。

颅脑 MRI：颅脑 MRI 平扫可见右侧颞叶内侧长 T1 长 T2 信号，增强未见异常强化，见图 2-10。

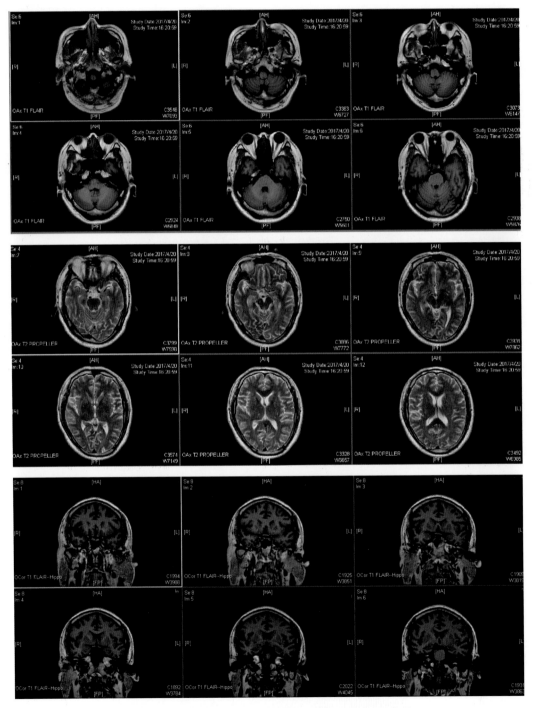

图 2-10   颅脑 MRI 可见：右侧颞叶内侧长 T1 长 T2 信号

六、诊断和讨论

诊断：抗 NMDAR 脑炎

讨论：患者中老年男性，亚急性病程，临床主要表现为记忆力减退和精神行为异常。记忆力减退定位于颞叶海马，精神行为异常定位于额颞叶，结合颅脑 MRI 检查，定位于颞叶，以颞叶内侧受累为主。血液检验示白细胞升高。头 MRI 自行阅片可见右侧颞叶内侧长 T1 长 T2 信号。脑电图示双侧额颞叶慢波，综合病史、症状和体征及辅助检查结果等，首先应考虑边缘叶脑炎可能。患者在院期间完善免疫筛查及血液肿瘤标志物筛查，均未见异常，胸部 CT 未见异常，男性需考虑睾丸肿瘤可能，完善睾丸超声筛查未见异常。患者完善腰椎穿刺，送检北京协和医院标本回报抗 NMDAR 抗体可疑阳性，考虑抗 NMDAR 脑炎诊断较明确。向患者家属交代病情，建议激素或丙种球蛋白治疗，家属表示暂不接受激素治疗，同意人丙种球蛋白治疗。经丙球冲击治疗后，远近记忆力较前好转出院。随访至今，患者认知情况较前显著好转，1 年后复测 MMSE 30 分，MoCA 27 分。

七、综述：抗 NMDAR 脑炎

概述：抗 NMDAR 脑炎是一种自身免疫介导性脑炎，是一种边缘叶脑炎，其发病机制尚不清楚。由病毒、免疫等因素引起的常发生于海马回，扣带回与额叶眶面等边缘系统的炎症。以近记忆缺损、自主神经功能障碍、精神行为异常及癫痫发作为特点。

临床表现：该病临床主要症状呈多阶段发展，进行性症状加重。前驱症状后出现精神行为异常，如烦躁、睡眠障碍、视幻觉、妄想等。少数患者在初次发病和复发时以精神症状作为唯一临床表现。随后可出现神经症状，言语障碍，认知障碍，记忆缺失，自主神经功能障碍，激惹，运动障碍，行为古怪，再进一步发展可出现昏迷，声音疼痛等刺激无反应状态，癫痫（包括全面强直 - 阵挛发作、复杂部分性发作、继发性发作、局灶性发作、癫痫持续状态等）[1]。

影像学表现：头颅 CT 和 MRI 无特异性表现。CT 和 MRI 可无异常，头颅 MRI 可能表现为脑萎缩、非特异性脑白质异常、颞顶枕叶内侧低灌注肿胀以及皮层、皮层下、脑干、基底节、小脑可见极少的增强异常信号等。

脑脊液检查特点：①患者血清学检查一般无特异性，脑脊液常规中细胞数一般轻或中度增多，以淋巴细胞增多为主；蛋白质可轻度增高，氯和糖一般正常；②脑脊液和血清学病原学检查 HSV、巨细胞病毒（CMV）、风疹病毒（RV）、人类疱疹病毒（EBV）等呈阴性；③脑脊液和血清学 OB IgG 检测：两者均见 IgG OB（＋），提示血脑屏障破坏，常见于中枢感染或者炎性疾病；若血清 IgG OB（－），脑脊液 IgG OB（＋），提示中枢系统内异常免疫反应，多见多发性硬化及其他自身免疫病，如副肿瘤综合征；④免疫球蛋白指数：免疫球蛋白指数分析不是一项定性诊断的项目，仅提示患者鞘内有免疫球蛋白分泌变化，主要支持神经系统免疫性疾病诊断，另外在神经系统感染性疾病中 IgG 指数也可增高；⑤血清学和脑脊液检查到抗 NMDAR 抗体阳性，可作为诊断抗 NMDAR 脑炎的标准[2]。

治疗：主要依靠病因，应积极寻找相关病因，尽可能针对病因治疗。包括尽早接受免疫治疗、肿瘤切除、支持治疗、重症监护、康复锻炼、物理治疗以及预防继发性感染并对症治疗[3]。

一线治疗：以血浆置换、静脉输注丙种球蛋白、大剂量类固醇激素为一线治疗方案，大部分患者对一线药物治疗有良好反应，合并肿瘤患者切除肿瘤可以提高疗效和缩短疗程，通常合并肿瘤患者切除肿瘤后对一线药物治疗良好。

二线治疗：当抗 NMDAR 脑炎患者对一线药物治疗无明显反应时，可考虑二线药物治疗，包括利妥昔单抗（可按 $375mg/m^2$ 体表面积计算用量）、环磷酰胺（成人常用 $500\sim1\,000mg/m^2$）等。

预后：抗 NMDAR 脑炎预后良好。大多数（75%）的患者完全康复或仅遗留轻微的残疾，少数患者有严重致残或导致死亡。伴发肿瘤且在神经疾病出现的最初 4 个月内切除的患者预后较好。85% 的轻微残障或最终基本康复的患者存在额叶功能失调的表现，包括注意力涣散、计划性降低、冲动和行为失控等，27% 有明显睡眠障碍，包括睡眠过度和睡眠颠倒。15% 患者可发生 1～3 次脑炎复发，早期肿瘤切除患者复发率比晚些切除或无肿瘤者少见。

八、推荐阅读文献

［1］王维治. 神经系统脱髓鞘疾病［M］. 北京：人民卫生出版社，2011：252.

参 考 文 献

［1］李爽，王多姿，郭富强. 抗 N- 甲基 -D- 天冬氨酸受体脑炎研究进展［J］. 实用医院临床杂志，2017，14（2）：153-157.

［2］GRESA-ARRIBAS N, TITULAER M J, TORRENTS A, et al. Antibody titres at diagnosis and during follow-up of anti-NMDA receptor encephalitis: a retrospective study [J] . Lancet Neurol, 2014, 13 (2): 167-177.

［3］TITULAER M J, MCCRACKEN L, GABILONDO I, et al. Treatment and prognostic factors for long-term outcome in patients with anti-NMDA receptor encephalitis: an observational cohort study [J] . Lancet Neurol, 2013, 12 (2): 157-165.

（黄　丽）

病例 17　厌食、恶心呕吐 10 天

一、病史

一般情况：患者女性，46 岁，家庭主妇，入院时间 2017 年 7 月 25 日。

　　10 天前患者无明显诱因出现食欲不振，厌油腻，未予重视。4 天前患者感上述症状加重，伴恶心、呃逆，间断呕吐，每次 5～10 次，呕吐物为胃内容物。于消化内科就诊，查腹部超声：未见明显异常。完善头颅 CT 检查：左侧颞部颅板下高密度影，怀疑为少量出血，建议复查。予奥美拉唑等对症治疗后无明显好转。故为进一步诊治收入院。自发病以来，患者精神可，食欲差，大便少，小便正常，体重近 1 周下降 4kg。

　　既往史：陈旧性肺结核病史 20 年余，已愈，余无特殊。

　　个人史：生于并长期居住于原籍，无毒物及特殊药物服用史；不嗜烟酒。

　　婚育史：适龄结婚，育有 1 子，停经 3 月，配偶及儿子体健。

　　家族史：否认家族相关遗传病史。

二、内科系统体格检查

　　体温 37.4 ℃，脉搏 75 次 /min，呼吸频率 16 次 /min，血压 83/51mmHg；发育正常，营养良好，双肺呼吸音清，未及干湿性啰音及胸膜摩擦音。心率 94 次 /min，心律齐，未及病理性杂音及额外心音。腹部查体未见明显异常。

三、神经系统专科检查

　　一般情况：神清语利，查体配合。

　　精神智能状态：记忆力、计算力、理解力粗测正常。

　　颅神经：未见明显异常。

　　运动系统：双上肢肌力 V 级，双下肢肌力 Ⅳ 级，下肢肌张力增高。

　　感觉系统：双侧深浅感觉对称存在。

　　反射：四肢腱反射（对称活跃），双侧病理征阴性。

　　共济运动：尚可。

　　步态：正常。

　　脑膜刺激征：颈强直（－），Brudzinski 征（－），Kernig 征（－）。

四、入院时神经系统评分

　　简单饮水试验 1 级。

五、辅助检查

　　血液学检查：血常规：血小板 465.00×10⁹/L ↑；凝血六项：凝血酶原时间 13.1s ↑，INR 1.15，余血液学检查未见异常。

　　尿干化学＋尿沉渣（流式法）：比重 1.026，酸碱度 6.0，白细胞 25 个 /μL ↑，亚硝酸盐阴性，蛋白 0.3g/L↑，酮体阴性，尿胆原 34μmol/L↑。

全自动粪便分析：粪潜血（单克隆法）阴性。呕吐物潜血：潜血（单克隆法）阳性。

腰穿：常规：外观无色透明，WBC 1/HPF，RBC 0/HPF；脑脊液生化：Glu 4.73mmol/L↑，Cl 124mmol/L，Pro196mg/L。血＋脑脊液 AQP-4 抗体阳性（北京协和医院），其余抗体结果［髓鞘碱性蛋白（MBP），NMDAR 抗体、Hu-Yo-Ri 抗体］结果均阴性。

脑电图检查：异常脑电图。①双颞可见中等量、非同步单个尖波、尖慢波；②全导阵发性、弥漫性慢波（额颞著），额及额中线夹有尖波、棘波。

颅脑 MRI（外院）：脑干第四脑室底后部区可见长 T1 长 T2 改变，见图 2-11，图 2-12。

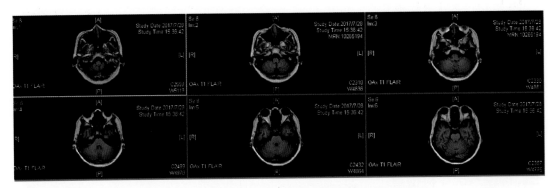

图 2-11　颅脑 T1WI 可见第四脑室底后部区信号略低

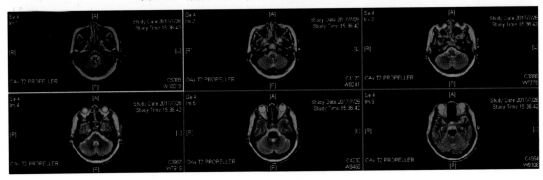

图 2-12　颅脑 T2WI 可见第四脑室底后部区信号略稍高

六、诊断和讨论

诊断：极后区综合征。

讨论：患者中年女性，急性起病，主要表现为顽固性呃逆及恶心呕吐，消化科检查及会诊，除外消化系统病变；考虑定位中枢性呃逆及呕吐，定位于脑干呕吐中枢，患者影像学可见中脑导水管周围白质异常信号，不除外延续向下累及第四脑室底部的极后区。患者脑电图发现异常癫痫波发放，不除外皮层受累可能，但临床症状无痫性发作。定性诊断结合腰穿脑脊液 AQP4 抗体阳性，考虑视神经脊髓炎谱系疾病（NMOSD），极后区综合征诊断明确。予以激素冲击及序贯减量等治疗后呃逆、恶心、呕吐等症状明显好转。

七、综述：极后区综合征

概述：极后区综合征是指无法用其他原因解释的顽固性呃逆和 / 或恶心、呕吐。2015年国际视神经脊髓炎诊断小组（the international panel for neuromyelitis optica diagnosis，IPND）制定了新的 NMOSD 诊断标准，指出 NMOSD 有 6 个核心临床征候：视神经炎、急性脊髓炎、极后区综合征、急性脑干综合征、急性间脑综合征和大脑综合征。极后区综合征是其中一个重要的核心征候[1]。

神经病理学特点：极后区又称最后区，位于第四脑室底后部水平、孤束核和延髓的背侧面，是脑室周围器官之一。极后区内含小神经细胞、神经胶质细胞和许多突触，连接下丘脑与脑干其他核团，与中枢神经其他部位具有广泛的传入与传出联系，参与机体心血管活动、体液平衡及脑脊液生成的调节。极后区主要由缺乏紧密连接的有孔毛细血管供血，且缺乏正常的血脑屏障，对许多不能进入其他脑组织的蛋白质、多肽具有通透性。此区的星形胶质细胞富含 AQP4 抗原，因此容易成为 AQP4 抗体损伤的部位。

临床表现：极后区综合征作为 NMOSD 中一个重要的核心特征，临床常表现为顽固性呃逆、恶心、呕吐，可在 NMOSD 病程早期出现，易误诊为消化系统疾病且常被忽视而延误诊治。视神经脊髓炎（Devic 病，NMO）是一种中枢神经系统炎性脱髓鞘性疾病，主要累及视神经和脊髓。NMOSD 包括 AQP-4 抗体阳性的 NMO 患者以及非典型的 NMO（如孤立性纵向扩展性横贯性脊髓炎，孤立性复发性视神经炎或极后区综合征）。极后区综合征可以是 NMOSD 的首发和唯一的表现[2]。

影像学表现：头颅 MRI 检查可见 AQP4 高表达的区域，如间脑、下丘脑和中央导水管周围长 T1 长 T2 信号。

脑脊液检查：脑脊液 AQP4 抗体阳性。

神经电生理检查：视觉诱发电位（VEP）检查有助于发现早期视神经损害。

治疗：免疫抑制治疗：常用大剂量糖皮质激素冲击疗法或丙种球蛋白冲击疗法，如效果不佳，可考虑使用环磷酰胺等免疫抑制剂。静脉补液，对症止吐药物，巴氯芬等对症治疗呃逆[3]。

八、推荐阅读文献

[1] 中国免疫学会神经免疫学分会，中华医学会神经病学分会神经免疫学组，中国医师协会神经内科分会神经免疫专业委员会. 中国视神经脊髓炎谱系疾病诊断与治疗指南 [J]. 中国神经免疫学和神经病学杂志，2016，23（3）：155-166.

参 考 文 献

[1] 郭起峰，宋丹丹，王晴晴，等. 以极后区综合征为首发症状的视神经脊髓炎谱系疾病 14 例临床分析 [J]. 中华内科杂志，2017，56（5）：358-362.

［2］邵冰，楚兰，徐竹，等 . 极后区综合征在视神经脊髓炎谱系疾病中的研究进展［J］. 临床神经病学
　　　杂志，2017，30（5）：385-388.

［3］马文巧，杨丽娜，赵宁，等. 以最后区综合征为首发症状的视神经脊髓炎谱系疾病 8 例临床分析
　　　［J］. 中国神经免疫学和神经病学杂志，2016，23（3）：221-223.

（黄　丽）

病例 18　四肢水肿、无力 3 周

一、病史

一般情况：患者女性，38 岁，文员，发病时间 2018 年 10 月初。

患者 2018 年 10 月初前出现发热，体温最高 38.1℃，否认咽痛、流涕、咳嗽、咳痰
等，同时伴乏力及四肢腰背部疼痛，同时发现双下肢及双前臂水肿，易疲劳，并逐渐出现
上楼梯费力及蹲下站起困难，2 周前就诊于肿瘤科门诊，查肝功能：丙氨酸转氨酶（ALT）
65U/L，天冬氨酸转氨酶（AST）45U/L，于是停用口服的环磷酰胺，2 周后患者觉肢
体疼痛略有好转，无力同前，复查肝功能：ALT 225U/L，AST 699U/L，查肌酐（CK）
2 950U/L，2018 年 12 月中旬出现吞咽困难及憋气现象，无力无晨轻暮重特点。

既往史：2017 年 5 月因乏力、体重下降诊断胸腺瘤伴局部胸膜多发转移，无法手术，
行卡铂＋紫杉醇 13 次化疗，最后一次化疗 2017 年 11 月，后间断口服环磷酰胺 50mg 每
日一次（患者根据骨髓抑制情况及转氨酶数值间断口服）。否认食物药物过敏史。

个人史：无特殊。

婚育史：适龄结婚，孕 2 产 2，丈夫及孩子体健。

家族史：无特殊。

二、内科系统体格检查

体温 37 ℃，脉搏 89 次 /min，呼吸频率 18 次 /min，血压 117/57mmHg，SpO$_2$ 1.00，
双肺呼吸音清，未闻及干湿啰音。心界不大，心率 89 次 /min，心律齐，各瓣膜听诊区未
及杂音，未触及震颤。腹平软，肝颈回流征（－），未及包块，无压痛及反跳痛，肠鸣音
3～4 次 /min，双下肢轻度可凹性水肿，双侧足背动脉搏动对称。全身及颜面部未见皮疹。

三、神经系统专科检查

一般情况：神清，对答切题，高级智能粗测正常。

颅神经：双侧眼裂瞪大，双眼眼动充分，复视（－），余未见明显异常。

运动系统：全身肌容积未见明显异常，颈肌肌力Ⅳ级，四肢近端肌力Ⅳ级，近端肌压

痛（＋），四肢远端肌力Ⅴ级，双侧肱二、三头肌腱反射、桡骨膜反射对称可引出，双侧膝腱反射及跟腱反射均对称可引出。

感觉系统：四肢深浅感觉对称存在。

共济运动：双侧指鼻、轮替、跟膝胫稳准。

步态：Gower 征（＋），行走姿势步态正常，足尖足跟行走可。

脑膜刺激征：颈强直（－），Brudzinski 征（－），Kernig 征（－）。

四、入院时神经系统评分

GCS 评分 15 分（E4V5M6）。

五、辅助检查

血液学检查：血常规、凝血、尿常规、便常规（－）；肝肾功：ALT 225U/L↑，AST 167U/L↑、乳酸脱氢酶（LDH）699U/L↑；甲状腺功能检查：T4 55.7nmol/L↓，T3 0.96nmol/L↓，余正常范围；ANA 1∶1280（H）；ENA、dsDNA、ANCA、风湿三项（－）；补体：C3 0.772g/L↓，余（－）；CRP 25～41mg/L；ESR 22～43mm/h；T/B 亚群：淋巴细胞总数，T、B、NK 细胞，CD4$^+$T，CD8$^+$T 均减少；感染八项、PCT（－），肿瘤标志物：Cyfra 211 3.98ng/mL↑（同前），余 NSE、CEA、AFP、CA199、CA125、CA153 均阴性；肌酸激酶（CK）：2 200～3 300U/L；肌红蛋白（Myo）：1 400～2 998ng/mL；肌酸激酶同工酶（CK-MB）：168.1ng/mL；N 末端 B 型钠尿肽前体（NT-proBNP）636.7pg/mL；高敏肌钙蛋白 T（hs-cTnT）1.67ng/mL。

心脏彩超：二尖瓣少量反流；左室射血分数正常范围。胸部 CT（图 2-13）："胸腺瘤化疗后"改变，范围较前略缩小；两侧胸膜多发转移，较前缩小；肝内低密度灶，同前；胆囊结石。双下肢动静脉超声未见明显异常。心电图：未见异常。

肌电图：神经传导未见异常，针肌电图提示肌源性损害（活动期），见图 2-14；重复

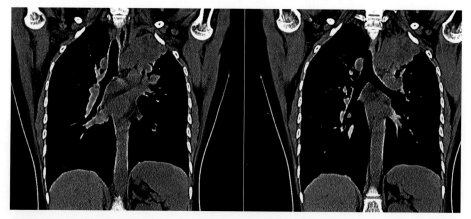

图 2-13　胸部 CT：提示左侧纵隔及左肺上部可见软组织密度影，边缘不规则呈分叶状，局部胸膜可见增厚

神经电刺激（RNS）未见低频递减及高频递增，见图 2-15；患者出现吞咽困难及憋气后，2018 年 12 月再次复查 RNS 提示重频递减现象。

Needle EMG Examination（针肌电图）：

肌肉	Insertional	Spontaneous Activity			Volitional MUAPs			Max Volitional Activity
	Insertional	Fibs	+ Wave	Fasc	Dur(ms)	Amp(uv)	Ploy(%)	
Tibialis anterior.L	—	—	1+	—	10.3（21%↓）	465（20%↑）	30.8	病理干扰相2.0
Vastus medialis.L	—	1+	3+	—	9.0（25%↓）	471（30%↑）	7.1	干扰相4.0
Vastus medialis.R	—	1+	3+	—	8.5（30%↓）	576（58%↑）	23.1	干扰相3.0
Tibialis anterior.R	—	1+	1+	—	11.3（13%↓）	400（1%↑）	15.4	无力收缩
Deltoid.R	—	1+	1+	—	9.9（13%↓）	622（90%↑）	7.7	干扰相4.0
Abductor pollicis brevis.R	—	1+	2+	—	10.2（3%↑）	482（77%↑）	30.0	干扰相3.0
Deltoid.L	—	—	1+	—	10.0（12%↓）	473（44%↑）	0.0	干扰相2.5
Abductor pollicis brevis.L	—	1+	2+	—	9.1（8%↓）	466（71%↑）	15.4	病理干扰相2.0

图 2-14　2018 年 10 月针肌电图提示四肢远近端肌肉均可见自发点位，运动单元动作电位（MUAPs）时限缩短，大力收缩呈病例干扰项，提示活动期肌源性损害

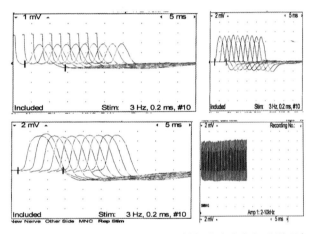

图 2-15　2018 年 10 月 RNS 未见低频递减或高频递增现象

肌炎抗体谱 16 项：抗 Mi-2α 抗体（Mi-2α）、抗转录中介因子 1γ 抗体（TIF1γ）、抗核基质蛋白 2 抗体（NXP2）、抗 ku 抗体（Ku）、抗 PM-Scl70 抗体（PM-Scl70）、信号识别颗粒抗体（SRP）、丙氨酰 tRNA 合成酶抗体（PL-12）、异亮氨酰 tRNA 合成酶抗体（OJ）、抗 Mi-2β 抗体（Mi-2β）、抗黑色素分化相关蛋白 5 抗体（MDA5）、抗泛素样蛋白 sum01 激活酶抗体（SAE1）、抗 PM-Scl100 抗体（PM-Scl100）、组氨酰 tRNA 合成酶抗体（Jo-1）、苏氨酰 tRNA 合成酶抗体（PL-7）、甘氨酰 tRNA 合成酶抗体（EJ）、抗 Ro-52 抗体（Ro-52）抗体 IgG 均（－）。

重症肌无力抗体：AchR-Ab：30.75nmol/L↑↑。

2018 年 12 月 11 日局麻下行右侧股四头肌肌活检术，术后病理提示：肌活检可见肌纤维大小不等，肌纤维坏死变性呈斑片状分布，局部可见肌纤维坏死伴吞噬，未见明显数周萎缩改变，大量单个核炎性细胞灶性浸润，个别呈结节状，部分灶性炎性细胞中心可见血管结构，免疫组化染色：大量 CD4⁺T 细胞，散在 CD8⁺、少量 CD20⁺、CD68⁺T 淋巴细胞，可见部分肌纤维 MAC 染色阳性，肌纤维膜主要组织相容性复合体（MHC-1）普遍高表达，见图 2-16。

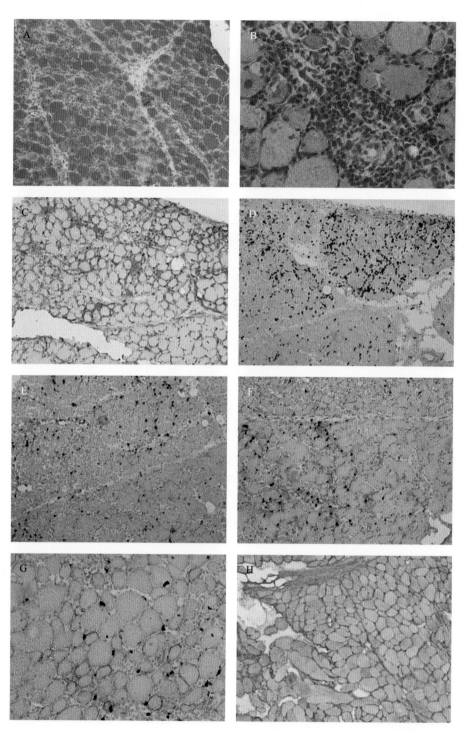

图 2-16　人股四头肌肌活检病理

（组织病理染色：A 为苏木精 - 伊红染色（HE）；B 为 Gomori 三色染色（GT）：肌纤维大小不等，肌纤维坏死变性呈斑片状分
布，局部可见肌纤维坏死伴吞噬，未见明显数周萎缩改变，大量单个核炎性细胞灶性浸润，个别呈结节状，部分灶性炎性细
胞中心可见血管结构。免疫组化染色：C 为 CD4；D 为 CD8；E 为 CD20；F 为 CD68；G 为 C5b9；H 为 MCH-1：大量 CD4[+]
T 细胞，散在 CD8[+]、少量 CD20[+]、CD68[+]T 淋巴细胞，可见部分肌纤维 mac 染色阳性，肌纤维膜 MHC-1 普遍高表达）

六、诊断和讨论

　　诊断：1. 多发性肌炎
　　　　　2. 重症肌无力
　　　　　3. 胸腺瘤

　　讨论：定位诊断：患者四肢近端无力，否认晨轻暮重及无力波动性，无感觉障碍及尿便障碍，且临床过程中伴随肌肉疼痛及查体肌肉压痛明显，考虑定位于骨骼肌，CK 升高及肌电图提示肌源性损害支持定位于骨骼肌；患者疲劳不耐受，球部无力及呼吸憋气，重复频率电刺激提示低频递减，考虑定位于神经肌肉接头可能性大。定性诊断：患者近端无力、肌痛，结合 CK 升高，提示肌病，病初患者发热，肌活检提示弥漫性炎性改变，考虑肌炎诊断明确，因患者肌炎相关抗体谱均阴性，且肌活检病理未见典型 CD8$^+$T 淋巴细胞攻击正常肌纤维，未见典型束周萎缩改变，炎性细胞呈灶性聚集，部分以血管为炎性病灶中心，且补体组化染色阳性，结合肌肉病理，考虑免疫介导炎性肌肉病，其中细胞免疫、体液免疫、补体介导等参与其中。患者无力具有易疲劳性，第二次重复频率电刺激提示低频递减，且抗乙酰胆碱受体抗体（AChR-Ab）显著升高，考虑患者存在重症肌无力，综上，患者诊断炎性肌肉病合并重症肌无力。治疗上给予泼尼松 50mg，每日 1 次，口服、甲氨蝶呤 12.5mg，每周 1 次，口服及溴比斯地明 60mg，每日 3 次，口服，患者无力症状逐渐改善，上述治疗约 1 个月后患者复查 CK、ALT、AST 及 cTnI 均恢复正常，AChR-Ab 下降至正常范围。

七、综述：重症肌无力合并肌炎

　　1901 年 Weigert[1] 报道了一例胸腺瘤的患者，尸检可见横纹肌淋巴细胞浸润及局灶坏死，心肌同样可见类似改变，由于认识不足，认为是胸腺瘤转移所致。1905 年 Buzzard[2] 发现，重症肌无力骨骼肌活检可见到局灶的单个核细胞聚集，1993 年 Nakano 和 Engel[3] 进一步证实，重症肌无力患者肌纤维内可见单个核细胞，且非局限在终板区，及补体所致 MAC 免疫染色阳性；但不同于肌炎可见到肌纤维的破坏，多数情况下可见到 II 型肌纤维萎缩，为废用性萎缩所致。

　　1942 年重症肌无力合并肌性开始报道，两者同时存在发生率为 0.9%～2.3%，多数患者合并存在胸腺瘤，胸腺瘤病理类型据报道包括：AB 型、B1 型、B3 型、浸润型胸腺癌及胸腺良性病变如脂肪瘤。肌炎可先于或同时或在重症肌无力之后出现，CK 可不同程度升高甚至正常。相关病例报道提示合并胸腺瘤的重症肌无力患者如治疗效果不佳或症状持续，或者无力症状波动情况不明显时，高度提示可能合并存在肌炎，可进一步进行肌电图、骨骼肌 MRI 甚至骨骼肌活检。[4-8]

　　报道显示，胸腺可伴发自身免疫性疾病高达 44%，重症肌无力（30%～56%）；其他包括：桥本甲状腺炎（7%）、Isaac 综合征（5%）、Morvan 综合征（4%）、纯红再生障碍（4%）、系统性红斑狼疮（4%）、扁平苔藓（4%）、再生障碍性贫血（2%）、自身免疫性溶血（2%）、Good 综合征（2%）、天疱疮（2%）、自身免疫性肝炎（2%）、Grave 病（2%）、边缘性脑炎（2%）、肌炎（2%）；Ⅰ～Ⅱ胸腺瘤多伴发重症肌无力，Ⅲ～Ⅳ胸腺瘤多伴发其他自身免疫性疾病；且同时伴发 2 种或以上自身免疫性疾病占 7%[9]。

胸腺瘤患者可出现三类自身免疫性抗体，第一类为乙酰胆碱受体抗体，包括结合型（AChR-binding）、封闭型（AChR-blocking）、调节型（AChR-modulating）等抗体，第二类为骨骼肌抗体，包括 titin、myosin、actin、α-actinin、RyR、Kv1.4 等抗体，第三类为神经元抗体，包括 GAD、VGKC、CRMP-5、ANNA-1、神经节 AChR 等抗体[3, 10]。

文献报道的合并胸腺瘤的肌炎伴发重症肌无力的相关文献有 40 余例，总结临床及辅助检查特点包括如下。

在抗体方面，该类患者抗横纹肌抗体阳性，其中相关抗体阳性率为：抗 titin 抗体 63%，抗 RyR 抗体 75%，抗 Kv1.4 抗体 75%[5]，该类抗体靶抗原包括骨骼肌及心肌，几乎所有患者 AChR 抗体均显著升高，而所有患者均未检测出肌炎相关抗体，提示该类患者骨骼肌炎性病理生理机制与平时多发性肌炎、皮肌炎及神经肌炎等存在一定的区别。

临床特点：在重症肌无力患者中合并肌炎的发病率在 0.9%～2.3%[5, 6]，病例报道以老年患者居多，临床主要表现为急性或亚急性起病，四肢近端无力为主，部分患者累及呼吸肌及心肌，CK 常升高，个别患者 CK 也可正常[7]，心脏受累者表现为心律失常及心衰，其中心脏受累是预后不佳及猝死的重要预测因素[3]。

肌活检病理特点：据病例报道肌活检可见到的病理改变包括肉芽肿性肌炎 / 巨细胞肌炎（见图 2-17）、多发性肌炎及弥漫性炎性浸润等，在病理上见到肉芽肿肌炎病理改变时，需与结节病、淋巴瘤和感染性疾病（结核、梅毒、肺囊虫病等）进行鉴别。部分肌活检病理表现为肉芽肿肌炎的患者，CK 可表现为正常水平。

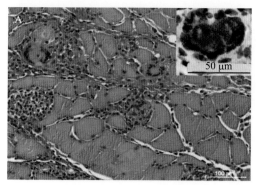 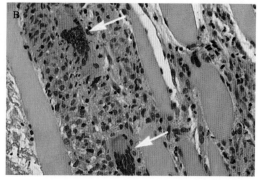

图 2-17　巨细胞肌炎病理改变（A、B）

治疗方面包括激素和免疫抑制剂，因重症肌无力患者早期使用激素时易诱发重症肌无力危象，因此有文献建议该类患者使用激素时从低剂量开始滴定治疗[7]，早期加用溴比斯地明有助于临床症状改善，鉴于该类患者经常合并心肌受累，而溴比斯地明有诱发心律失常可能，因此在合并心肌受累的患者中，使用溴比斯地明需更加严密监测心脏情况。文献报道可以使用的免疫抑制剂包括甲氨蝶呤、吗替麦考酚酯、环磷酰胺、硫唑嘌呤等，均为经验用药，当然胸腺瘤切除在所有病例报道当中均提示有效，因上述治疗均为个案报道，因此有效性及安全性尚需进一步验证，本病例报道的患者对激素及甲氨蝶呤治疗效果显著，目前仍在随访当中。

八、推荐阅读文献

［1］ PAIK J J, CORSE A M, MAMMEN A L. The co-existence of myasthenia gravis in patients with myositis: a case series [J] . Semin Arthritis Rheum, 2014, 43 (6): 792-796.

参 考 文 献

［1］ WEIGERT C. Pathogisch-anatomischer Beitrag zur Erb' schen Krankheit (Myasthenia gravis) [M] . Neurol Zentralbl, 1943, 20: 597-601.

［2］ BUZZARD E F. The clinical history and post-mortem examination of five cases of Myasthenia gravis [J] . Brain, 1906, 28 (3-4): 438-483.

［3］ NAKANO S, ENGEL A G. Myasthenia gravis: quantitative immunocytochemical analysis of inflammatory cells and detection of complement membrane attack complex at the end-plate in 30 patients [J] . Neurology, 1993, 43 (6): 1167-1172.

［4］ RODRÍGUEZ P J, TRAPIELLA M L, ASTUDILLO G A. Giant cell myositis associated with myasthenia gravis and thymoma [J] . Med Clin (Barc) , 2018, 151 (4): 169.

［5］ SUZUKI S, UTSUGISAWA K, YOSHIKAWA H, et al. Autoimmune targets of heart and skeletal muscles in myasthenia gravis [J] . Arch Neurol, 2009, 66 (11): 1334-1338.

［6］ MYGLAND A, VINCENT A, NEWSOM-DAVIS J, et al. Autoantibodies in thymoma-associated myasthenia gravis with myositis or neuromyotonia [J] . Arch Neurol, 2000, 57 (4): 527-531.

［7］ STEFANOU M I, KOMOROWSKI L, KADE S, et al. A case of late-onset, thymoma-associated myasthenia gravis with ryanodine receptor and titin antibodies and concomitant granulomatous myositis [J] . BMC Neurol, 2016, 16 (1): 172.

［8］ PAIK J J, CORSE A M, MAMMEN A L. The co-existence of myasthenia gravis in patients with myositis: a case series [J] . Semin Arthritis Rheum, 2014, 43 (6): 792-796.

［9］ BERNARD C, FRIH H, PASQUET F, et al. Thymoma associated with autoimmune diseases: 85 cases and literature review [J] . Autoimmun Rev, 2016, 15 (1): 82-92.

［10］ VERNINO S, LENNON V A. Autoantibody profiles and neurological correlations of thymoma [J] . Clin Cancer Res, 2004, 10 (21): 7270-7275.

（李秀丽）

病例 19　双侧上睑下垂 3 个月，加重 1 个月

一、病史

一般情况：患者老年男性，退休干部。

现病史：3 个月前无明显诱因被家人发现上睑下垂，左侧为重，晨起较轻，下午为重。患者自觉视力有所下降，视物模糊，并同时伴有畏光、流泪。症状逐渐加重，近一个月表现为左眼睁眼费力，近 10 天患者下楼梯时出现视物成双，向上看时无双影。就诊于我院眼科，眼底照相未见明显异常。矫正视力左眼 0.8，右眼 1.0。就诊于我科，拟诊"重症肌无力"收入院。病程中，患者无言语不利，饮水呛咳，无肢体麻木及无力，无胸闷、气短，无手抖、怕热。发病以来，食欲精神可，二便如常，体重无明显变化。

既往史：无高血压病史；糖尿病 6 年，饮食运动控制，口服磺脲类降糖药及二甲双胍治疗；无高脂血症；无脑卒中史；冠心病否认，房颤否认，无瓣膜性心脏病；否认肝炎病史及其密切接触史，否认结核病史及其密切接触史，否认血制品输注史，否认过敏史，预防接种史按计划进行。

个人史：无特殊。

婚育史：适龄结婚，育有 1 子 0 女，配偶体健。

家族史：无家族性遗传病、传染病史，无冠心病早发家族史，无高血压家族史，无糖尿病家族史，无脑卒中家族史。

二、内科系统查体

体温 36.6℃，脉搏 96 次 /min，呼吸频率 18 次 /min，血压 149/84mmHg。

三、神经系统专科查体

一般情况：神清语利，对答切题。

颅神经：双侧瞳孔等大正圆，对光反射灵敏。双侧上睑下垂，左侧上睑遮盖瞳孔 5～7 点方向，右侧 11～1 点方向。疲劳试验阳性。双侧额纹大致对称，示齿左侧鼻唇沟稍浅，双侧转颈耸肩对称有力，伸舌居中。

感觉、运动系统：四肢深浅感觉大致正常，肌力、肌张力正常。

共济运动未见明显异常。

反射：双上肢腱反射未引出，双侧膝腱反射正常对称。

双侧病理征阴性。

脑膜刺激征：颈强直阴性。

四、入院神经系统评分

无。

五、辅助检查

彩色眼底照像（2018 年 10 月 9 日）：未散瞳下见：双眼视盘色正界清，视网膜在位，血管走行大致正常，A/V＝2/3，未见明显出血渗出。

重症肌无力相关抗体：抗 AChR 抗体 1.251(＜0.625)，抗 AChE 抗体 0.221(＜0.352)，抗 Titin 抗体 0.794（＜0.472），抗 RyR 抗体 0.291（＜0.382），抗肌肉特异性酪氨酸激酶（MuSK）抗体 0.111（＜0.493）。

头颅 MRA：双侧大脑前动脉共干，均由右侧颈内动脉供血。双侧颈内动脉颅内段、大脑前动脉、大脑中动脉、大脑后动脉及基底动脉走行僵硬，部分管壁增厚，管腔轻 - 中度狭窄，以右侧大脑中动脉 M2 段为著。双侧椎动脉颅内段管壁增厚，右侧可见斑块形成、管腔几近闭塞，左侧者管腔轻度狭窄。右侧小脑灌注较对侧减低。

头颅 MRI：脑白质脱髓鞘改变，右侧上颌窦炎，左侧乳突炎。

胸部 CT：两侧胸膜局部肥厚、钙化，冠状动脉钙化，可见胸腺组织退化不完全（自阅片）。

DSA：左侧颈动脉球部管腔轻度狭窄，左侧大脑前动脉 A1 未发育；右侧大脑中动脉 M1 轻度狭窄；基底动脉轻度狭窄。双下肢血管超声：双下肢动脉粥样硬化斑块形成。

RNS：尺神经、副神经及面神经 RNS 均未见高频递增或低频递减情况出现。

新斯的明实验（＋）。

六、诊断和讨论

诊断：重症肌无力眼肌型

讨论：本患者依据眼外肌明显的病态疲劳性，新斯的明试验阳性、血液抗体检查，不难确诊。胆碱酯酶抑制剂治疗，效果满意。本患者需要与所有能够导致上睑下垂及眼肌麻痹的疾病进行鉴别，包括脑干病变、脑神经麻痹、Miller-Fisher 综合征（Guilain-Barré 综合征的脑神经型）、慢性进行性眼外肌麻痹（CPEO）、Lambert-Eaton 综合征及肉毒杆菌中毒等。鉴别诊断：①脑干病变，除累及支配眼球运动的神经之外，多伴有肢体瘫痪及感觉障碍，与本患者不符。② Miller-Fisher 综合征是 Guilain-Barré 综合征的脑神经型，起病急，进行性加重，常见在感染后发生的神经根及脑干炎症性疾病，表现为出现共济失调、眼外肌麻痹、感觉障碍等症状，但多累及舌咽、迷走及舌下神经，脑脊液可见细胞 - 蛋白分离现象，与本患者不符。③慢性进行性眼外肌麻痹（chromic progressive external ophtalmoplegia，CPEO）是线粒体脑肌病中最常见的一种临床类型。主要表现为进行性的眼睑下垂和眼球运动障碍，部分可伴有肢体肌无力、视网膜色素变性、耳聋、糖尿病、心脏传导障碍和内分泌异常等（20 岁前发病伴视网膜色素变性的 CPEO 称为 Kearns-Sayre 综合征），以资鉴别。④患者年龄较大，需与 Lambert-Eaton 综合征相鉴别，根据肌无力表现为下肢重于上肢，以近侧为主，短暂肌肉收缩后肌力增强，持续收缩则无力加重。有自主神经损害表现，腱反射减低或消失，结合肌电图及血清学抗体检查可作出诊断，可伴有恶性肿瘤，与本患者不符。结合临床考虑重症肌无力眼肌型可能，给予溴比斯地明治疗后患者症状显著缓解。

七、综述：眼肌型重症肌无力

重症肌无力是一种以骨骼肌无力和易疲劳为特征的自身免疫性疾病。由神经肌肉接头功能障碍引起的肌肉无力，可能是一种获得性疾病，绝大多数在青春期或成年期发生全身型肌无力的患者体内都有致病性自身抗体。这类抗体介导的疾病称为重症肌无力。

（一）眼肌型和全身型的区别

重症肌无力症状局限于上睑提肌、眼轮匝肌和动眼肌称为眼肌型重症肌无力。一半以上重症肌无力患者最初仅表现为孤立性上睑下垂、复视或两者同时存在，其他部位并没有肌无力的症状或体征[1-3]。大约15%的重症肌无力患者仅以眼肌型重症肌无力为其疾病的唯一临床表现。虽然未发现眼肌型重症肌无力与全身型重症肌无力在神经肌肉接头病理学方面有区别，但在诊断和治疗方面，两者有如下几个重要且独特的差别。

1. 眼肌型重症肌无力患者比全身型重症肌无力患者血清抗 AChR 抗体阴性率更高。

2. 眼外肌（但不包括上睑提肌）在神经肌肉接头处有独特的胎儿型 AChR 表达，但尚无证据显示该受体是特异性免疫靶点。

3. 眼外肌和上睑提肌肌肉终板的神经肌肉接头皱褶稀少，这可能降低了神经肌肉传递的安全系数。

4. 眼外肌补体调节基因的表达差异可能减弱了对补体介导的组织损伤的防护机制。

（二）临床特征

重症肌无力的特征性表现为上睑下垂和眼球运动麻痹。有些患者还伴有轻度眼轮匝肌无力。患者出现上睑下垂、眼球运动麻痹和眼轮匝肌无力三联征时，应评估是否有重症肌无力。与全身型重症肌无力一样，眼肌型重症肌无力的症状和体征也以波动性、易疲劳性肌无力为特点。大部分患者的眼部症状在一天内随时间推移而加重，或在从事驾驶等工作时加重。患者可能诉其在睡醒时症状轻微或无症状。检查可能引出上睑提肌和眼外肌易疲劳性肌无力的体征。

眼睑疲劳的检查阳性则提示存在上睑提肌易疲劳的证据。疲劳的证据也可通过下述方法引出：①眼睛持续向上凝视 1～2min 使上睑提肌持久激活。若在持续向上凝视期间或在恢复第一眼位时上睑下垂变得明显，则提示易疲劳。②另一个可引出的体征为休息后迅速疲劳，这可表现为 Cogan 眼睑抽动[7]。检查时，让患者短时间持续向下凝视，然后快速运动眼球（或扫视）恢复第一眼位。受累眼睑会迅速抬起然后下垂（至少 1mm），眼睑表现为抽动。③当下垂更多的一侧眼睑由检查者被动抬起至虹膜以上，对侧眼睑缓慢下降或像帘幕缓慢落下一样垂得更低时，即为眼睑“垂帘”现象。这种现象的发生是由于双侧上睑提肌具有同等的神经支配（Hering 定律）[8]。④“休息试验”是先让患者轻轻闭眼 2～5min，然后观察基线上睑下垂是否改善。虽然上述每种体征都提示上睑提肌功能易疲劳，但对眼肌型重症肌无力都不具特异性。眼睑垂帘现象也见于第Ⅲ颅神经麻痹及周围性面瘫导致睑裂缩小的患者[8, 9]。

复视在重症肌无力患者中相当常见，当眼肌麻痹时，双眼复视（复视仅出现在双眼睁开时）是眼肌型重症肌无力的一个显著特征。就诊时，眼肌型重症肌无力可累及一条或多条双侧动眼肌。内直肌或外直肌受累的患者表现为双眼水平复视。上直肌、下直肌或斜肌受累会出现垂直或呈对角线排列的复视。

几乎每种眼球运动障碍，包括与单纯性神经麻痹相关的，甚至是核间性眼肌麻痹这样与中枢神经系统脑干通路相关的，都可以在眼肌型重症肌无力中出现。

其他表现：眼肌型重症肌无力中极少出现"兔眼"，即眼睑闭合不全。然而，当检查者试图撑开患者用力紧闭的眼睑时，患者的眼轮匝肌常会表现出一定程度的无力，而这在眼轮匝肌功能正常的患者中几乎不可能出现。持久用力闭眼后若出现"兔眼"的"躲猫猫（peek-a-boo）"征，则提示该肌肉疲劳。眼肌型重症肌无力一般不会累及瞳孔。大多数检查者在实践中并不会引出瞳孔异常的描述以及调节疲劳[11, 12]。

（三）鉴别诊断

最需要考虑那些导致双侧眼睑和眼球运动功能同时受损的疾病。常见需要鉴别的疾病包括以下几种。

甲状腺眼病：Graves 病可因限制性眼病导致眼球运动异常。根据没有上睑下垂以及存在眼球突出、眼睑退缩、上睑迟落和眶周水肿，Graves 病通常能与重症肌无力相鉴别。Graves 眼病的限制性眼球运动可通过被动牵拉试验（forced duction testing）证实，并且眼眶 CT 扫描常可见到眼外肌肥大。然而，甲状腺疾病可与重症肌无力同时存在。因此，即使重症肌无力诊断明确，在治疗开始前通常也应进行甲状腺功能筛查试验。

慢性进行性眼外肌麻痹：CPEO 和 Kearns-Sayre 综合征（Kearns-Sayre syndrome，KSS）是线粒体疾病，可引起进行性、通常对称的眼肌麻痹和上睑下垂。这些患者常见扫视运动缓慢，这可能是提示 CEPO 的早期体征，因重症肌无力患者的扫视运动正常。CPEO 一般局限于眼外肌，但 KSS 最终可能引起全身肌无力、小脑病变和视网膜变性，这些表现可将其与眼肌型重症肌无力相鉴别。大多数 KSS 患者在上睑下垂数月至数年后方出现眼肌麻痹。CPEO 患者和 KSS 患者一般没有复视，这可能是因为其眼球运动障碍是对称性的。

（四）诊断性实验

当病史和体格检查发现符合典型眼肌型重症肌无力时，一般可临床诊断为眼肌型重症肌无力，但通常需要诊断性试验来证实诊断。

冰敷试验：可用于上睑下垂患者，特别是医生考虑腾喜龙试验太过危险的患者。但该试验对眼外肌无力的患者没有帮助。该试验的生理学依据是在肌肉温度较低时神经肌肉传递会改善。

血清抗体检测：虽然 85% 以上 GMG 患者存在血清抗 AChR 抗体[6, 11]，但抗 AChR 抗体检测对 OMG 的敏感性仅为 45%～60%[6, 7, 11]。这是重症肌无力最具特异性的试验，尚无假阳性结果的报道。其他抗体阳性重度肌无力患者单纯出现眼肌型者少见[12-15]。

电生理学：电诊断检查是对免疫学检查的重要补充，也能确诊重症肌无力。RNS 检查显示，重复刺激肌肉的运动神经后，复合肌肉动作电位波幅下降。眼肌型重症肌无力患者可检查眼轮匝肌。SFEMG 通过测量单个运动单位内相邻运动神经纤维放电的时间变异性，即称为"颤抖（jitter）"现象，来识别异常神经肌肉传递。SFEMG 比 RNS 更敏感，可识别临床上强壮肌肉的电生理异常。

疑似眼肌型重症肌无力患者还应行胸部 CT 扫描以排除胸腺瘤，并行甲状腺功能测定以排除是否伴发甲状腺功能异常。

（五）预后

眼肌型重症肌无力患者 2/3 后续会出现肢体无力及其他延髓肌无力的体征和症状，另 1/3 为单纯性眼肌型重症肌无力[2, 3]。将要发展为全身型重症肌无力的眼肌型重症肌无力患者中，大部分（78%）在第 1 年内发展为全身型重症肌无力，几乎所有（94%）在 3 年内发展为全身型重症肌无力。

病程与年龄和性别没有相关性。SFEMG 检查结果是否正常可能有助于在进展为全身型重症肌无力方面进行风险分层。一项研究纳入 37 例眼肌型重症肌无力患者，随访 2 年，结果发现，指总伸肌 SFEMG 检查正常的患者有 82% 持续表现为孤立性眼肌型重症肌无力，而检查异常的患者有 58% 发展为全身型重症肌无力。

（六）治疗

眼肌型重症肌无力的治疗考虑包括：肌无力的对症治疗和免疫调节治疗，胸腺切除术，以及上睑下垂和斜视的矫正治疗。对有明显功能障碍、药物难治性或内科治疗有明显禁忌证的无胸腺瘤的眼肌型重症肌无力患者，可考虑胸腺切除术，但必须考虑疾病进展为全身型重症肌无力的风险和手术风险。经验丰富的医学中心进行侵入性较小的手术（即胸腔镜手术）可降低胸腺切除术相关风险。经最大程度内科治疗仍存在稳定复视或上睑下垂的患者，也许能从手术干预中获益。建议先等病情稳定数月至数年后再行手术干预。内科治疗方面，建议予胆碱酯酶抑制剂改善肌无力症状，注意随访观察，眼肌型向全身型重症肌无力转化及肌无力危象的发生。目前研究提示，15 岁以上起病、肢体近端肌肉 RNS 异常、胸腺瘤的眼肌型重症肌无力患者，有向全身型转化的风险，建议对 15～60 岁起病伴上述特征的眼肌型重症肌无力患者早期给予激素或激素 - 胸腺切除联合治疗，或者类固醇减量制剂治疗。

八、推荐阅读文献

[1]　GILHUS N E. Myasthenia Gravis [J]. N Engl J Med, 2016, 375 (26): 2570-2581.

参 考 文 献

［1］ MERIGGIOLI M N, SANDERS D B. Myasthenia gravis: diagnosis [J] . Semin Neurol, 2004, 24 (1): 31-39.

［2］ ELROD R D, WEINBERG D A. Ocular myasthenia gravis [J] . Ophthalmol Clin North Am, 2004, 17 (3): 275-309.

［3］ LINDSTROM J M, SEYBOLD M E, LENNON V A, et al. Antibody to acetylcholine receptor in myasthenia gravis. Prevalence, clinical correlates, and diagnostic value [J] . Neurology, 1976, 26 (11): 1054-1059.

［4］ AHLSKOG J E, PETERSEN R C, WARING S C, et al. Guamanian neurodegenerative disease: are diabetes mellitus and altered humoral immunity clues to pathogenesis? [J] . Neurology, 1997, 48 (5): 1356-1362.

［5］ SANDERS D B, ANDREWS P I, HOWARD J F, et al. Seronegative myasthenia gravis [J] . Neurology, 1997, 48 (Suppl 5): 40S-45S.

［6］ VINCENT A, NEWSOM-DAVIS J. Acetylcholine receptor antibody as a diagnostic test for myasthenia gravis: results in 153 validated cases and 2967 diagnostic assays [J] . J Neurol Neurosurg Psychiatry, 1985, 48 (12): 1246-1252.

［7］ EVOLI A, TONALI P, BARTOCCIONI E, et al. Ocular myasthenia: diagnostic and therapeutic problems [J] . Acta Neurol Scand, 1988, 77 (1): 31-35.

［8］ SOLIVEN B C, LANGE D J, PENN A S, et al. Seronegative myasthenia gravis [J] . Neurology, 1988, 38 (4): 514-517.

［9］ HOCH W, MCCONVILLE J, HELMS S, et al. Auto-antibodies to the receptor tyrosine kinase MuSK in patients with myasthenia gravis without acetylcholine receptor antibodies [J] . Nat Med, 2001, 7 (3): 365-368.

［10］ MCCONVILLE J, FARRUGIA M E, BEESON D, et al. Detection and characterization of MuSK antibodies in seronegative myasthenia gravis [J] . Ann Neurol, 2004, 55 (4): 580-584.

［11］ OHTA K, SHIGEMOTO K, KUBO S, et al. MuSK antibodies in AChR Ab-seropositive MG vs AChR Ab-seronegative MG [J] . Neurology, 2004, 62 (11): 2132-2133.

［12］ CARESS J B, HUNT C H, BATISH S D. Anti-MuSK myasthenia gravis presenting with purely ocular findings [J] . Arch Neurol, 2005, 62 (6): 1002-1003.

［13］ HANISCH F, EGER K, ZIERZ S. MuSK-antibody positive pure ocular myasthenia gravis [J] . J Neurol, 2006, 253 (5): 659-660.

［14］ BENNETT D L, MILLS K R, RIORDAN-EVA P, et al. Anti-MuSK antibodies in a case of ocular myasthenia gravis [J] . J Neurol Neurosurg Psychiatry, 2006, 77 (4): 564-565.

［15］ ZISIMOPOULOU P, EVANGELAKOU P, TZARTOS J, et al. A comprehensive analysis of the epidemiology and clinical characteristics of anti-LRP4 in myasthenia gravis [J] . J Autoimmun, 2014, 52: 139-145.

（付 伟）

第3章　周围神经系统疾病

病例 20　左手无力 5 年余，双下肢无力 2 年余

一、病史

一般情况：患者女性，55 岁，就诊日期：2017 年 6 月 7 日。

现病史：患者 5 年前（2012 年）无明显诱因渐感左手示指无力，抬起困难，症状持续。上述症状缓慢进展加重，逐渐累及左手多个手指，并自觉左手发木感。至北京协和医院就诊，具体诊断不详，行静脉注射人免疫球蛋白治疗后症状明显好转，恢复正常，约 1 周后症状反复，恢复至治疗前状态。之后反复在中医医院就诊，上述症状无明显改善。2014 年出现左手整体无力，左手腕抬举困难，至北京积水潭医院就诊，怀疑桡神经黏连，行手术检查，术中未见明显黏连表现。2015 年 5 月患者不明原因发热，体温最高 38 ℃，同时出现双下肢无力，蹲起、起立动作困难，可站立，行走需搀扶，并出现双手搐搦表现，无言语困难、呼吸急促，症状持续。外院头孢类等抗菌药物治疗后体温恢复正常，约 2 天后双手搐搦症状好转。行肌电图检查提示右侧胫后神经波幅降低，左侧正中神经指 I 波幅递减；右侧正中神经 F 波出现率降低，右侧胫后神经 F 波平均潜伏期延长，左侧胫后神经 F 波出现率降低，平均潜伏期延长。血神经节苷脂 1（GM1）抗体阳性，脑脊液 GM 抗体阴性。给予人免疫球蛋白静脉注射治疗后患者左手及下肢无力明显好转，可正常站立及行走，但蹲起仍费力，用药 1 周后左手无力再次加重同前。之后反复在多家中医院就诊，行中药及针灸治疗，症状无明显改善。2016 年后出现间断腹部肌束震颤。今为求进一步诊治，收入病房。

既往史：2014 年外院左上肢行手术探查。余无特殊。

个人史：不嗜烟酒，否认毒物及放射性物质接触史。

家族史：家族中无类似疾病病史。

二、内科系统体格检查

体温 36 ℃，脉搏 80 次 /min，呼吸频率 20 次 / min，血压 110/72mmHg。心肺腹查体未见明显异常。

三、神经系统专科体格检查

一般情况：意识清，精神可，言语流利。

颅神经：未见明显异常。

运动系统：左手分指及并指肌力约Ⅰ级，左手腕背伸肌力约Ⅱ级，屈腕肌力约Ⅴ级，余肢体肌力Ⅴ级。右上肢腱反射正常，余肢体腱反射未引出，双侧病理征阴性。

感觉系统：双侧肢体深浅感觉正常。

共济运动：双上肢共济运动正常，双下肢跟膝胫试验稍欠稳准。Romberg征可疑阳性。

姿势及步态可，蹲起动作需搀扶。

脑膜刺激征：颈强直（－）。

四、辅助检查

ESR：25mm/h↑。生化全项：LDL-C 4.55mmol/L↑，小而密低密度脂蛋白胆固醇 Sd-LDL-C 1.632mmol/L↑，TC 6.70mmol/L↑，HDL-C 1.04mmol/L↓，TG 2.98mmol/L↑，CK 206U/L↑，余正常。贫血两项：维生素 B_{12} 1 847.6ng/L↑，叶酸 6.4μg/L。血常规、CRP、凝血功能、甲状腺功能、ANCA、ANA、抗ds-DNA、肿瘤标志物均正常。血 GM1 抗体阳性，脑脊液 GM 抗体阴性。

心电图：窦性心律，电轴无偏移。

胸部平片：双肺纹理略增多。

臂丛超声：左侧臂丛神经较对侧轻度肿胀。

肌电图：上下肢神经源性损害，双上肢皮肤交感反应（SSR）异常。传导阻滞：右侧胫后神经复合肌肉动作单位（CMAP）波幅降低；左侧桡神经 CMAP 波幅降低；左侧正中神经 CMAP 肘部刺激较腕部刺激降低 50%；右侧正中神经 Erb 刺激较腋部降低 32%；右侧尺神经 CMAP Erb 刺激较腋部降低 48%。

五、诊断和讨论

诊断：多灶性运动神经病（MMN）。

讨论：定位诊断：患者慢性病程，主要表现为左手无力，病程中存在双下肢无力。查体左手肌力下降，左上肢及双下肢腱反射减低，病理征阴性，定位于下运动神经传导通路。患者无明显肌肉疼痛、肌束震颤，考虑周围神经病变。且既往肌电图提示胫后神经及正中神经波幅减低，提示周围神经轴索损伤可能。患者查体未见明显感觉障碍，肌电图检查提示运动传导障碍为主，累及双侧正中神经及胫后神经，故定位诊断考虑周围神经病变，左侧正中神经为主，同时右侧正中神经及双下肢周围神经可能同时受累。定性诊断：患者慢性病程，非对称起病，以左手无力为主，定位诊断考虑左上肢周围神经病变为主，同时可能存在右侧正中神经及双侧胫后神经病变。患者慢性病程，缓慢进展，且应用人免疫球蛋白治疗有效，故定性诊断考虑炎性周围神经病变可能。患者上肢症状为主，缓慢进展，非对称表现，无明显上运动神经元及球部受累表现，感觉障碍表现不突出，人免疫球蛋白治疗有效，且血 GM1 抗体阳性，既往脑脊液蛋白升高，故定性诊断首先考虑 MMN。

此为一类少见的炎性周围神经病，多由于 GM1 抗体导致朗飞结及其周围神经组织病变所致，男性相对多见，大部分患者人对人免疫球蛋白反应良好，整体预后良好。但其诊断核心特征为周围神经运动传导阻滞。该例患者最终诊断考虑 MMN 可能，给予人免疫球蛋白 0.4g/kg×5d 治疗。患者高脂血症，给予瑞舒伐他汀口服控制血脂治疗。患者病情较前好转，左手肌力较前部分恢复。给予口服环磷酰胺病情平稳。

鉴别诊断：

1. Lewi-Sumner 综合征：患者慢性病程，定性诊断考虑周围神经炎性病变，临床表现不对称，需与慢性炎症性脱髓鞘多发性神经病（CIDP）的特殊亚型 Lewis-Sumner 综合征（LSS）鉴别，不同于典型的 CIDP，该类疾病症状多不对称，且远端症状可重于近端。尤其本患者病程波动，脑脊液蛋白相对升高不明显，需首先除外 LSS。其为一类上肢远端受累为主的脱髓鞘性感觉运动神经病，临床表现也非对称。但 LSS 表现为运动及感觉障碍同时存在，整体表现易缓解—复发，病程相对进展较快，数周内加重，另外 GM1 抗体少见于 LSS，但抗体滴度不高时需警惕 LSS 可能。故需进一步完善相关检查以鉴别。

2. 运动神经元病：患者中年女性，慢性病程，逐渐进展加重，且近 1 年余出现间断腹部为主的肌束震颤，定位诊断考虑下运动神经元病变可能较大，需除外运动神经元病可能。运动神经元病常见类型且需与 MMN 相鉴别的主要为肌萎缩侧索硬化（ALS）。其为上下运动神经元均受累的神经系统变性疾病，无特效治疗，多不可好转。但本患者无明显上运动神经元受累表现，肌电图检查提示周围神经受累，未见明显自发电位，且病程波动，经人免疫球蛋白治疗后症状明显好转，故结合病史及辅助检查等考虑不支持。可完善相关检查进一步除外。另外，运动神经元病的特殊亚型如进行性肌萎缩可表现为下运动神经元受累为主的特征，但本患者病程 5 年余症状基本局限于左上肢，无明显全身大范围受累或广泛脊髓前角细胞病变表现，可基本除外。

3. Guilain-Barré 综合征：患者病程中出现感染后急性加重，双下肢对称性无力，外院脑脊液检查提示可疑蛋白细胞分离，经人免疫球蛋白治疗后好转，需除外 Guilain-Barré 综合征可能。但患者整体病程 5 年余，左上肢症状及体征相对突出，且临床表现不对称，故结合病史等考虑暂不完全支持。可完善相关检查进一步除外。

六、综述：MMN

MMN 是一种自身免疫介导的慢性运动性周围神经病，有报道空肠弯曲菌感染后可发生 MMN，并伴有抗 GM1 抗体的增高。Lewis 等于 1982 年最早描述，1988 年 Pestronk 等首先报道患者血清中抗 GM1 抗体升高，并首先提出了"多灶性运动神经病"一词。MMN 为少见病，主要临床特点为男性多见，40 岁左右发病较多，非对称性肢体无力、缓慢进展，以上肢远端为主的肢体无力，腱反射通常为斑片样减弱。病理上以运动神经纤维节段性脱髓鞘为主，不伴炎性细胞浸润，感觉神经纤维正常或轻度异常。部分患者 GM1 抗体滴度升高，经免疫治疗后 GM1 抗体滴度下降。传导阻滞是指神经轴索完整的情况下，由于脱髓鞘、嵌压、局部麻醉、缺血等原因导致的某个跨节段神经冲动传导受阻的电生理现象。美国电诊断医学协会（AAEM）于 2002 年提出了 MMN 的诊断标准：（1）确定 MMN：①2 条以上的运动神经分布区出现肢体无力且无客观的感觉缺失；②发病初期无广泛对称的肢体无力的病史及体征；③2 条以上运动神经出现确诊传导阻滞，传导阻滞处感觉神经传导速度正常；④检测神经中至少 3 条感觉神经传导速度正常，无肌张力增高、阵挛、病理征阳性、假性球麻痹中的任一体征。（2）很可能 MMN：2 条以上运动神经出现很可能传导阻滞或 1 条出现很可能传导阻滞而另 1 条出现确诊传导阻滞。由于 MMN 是可治性疾病，经免疫治疗包括静脉输注免疫球蛋白和环磷酰胺，绝大多数患者在多年后仍保持较好的运动能力。因此，提高对本病的认识，早期诊断及治疗尤为重要。

七、推荐阅读文献

[1] DIMACHKIE M M, BAROHN R J, KATZ J. Multifocal motor neuropathy, multifocal acquired demyelinating sensory and motor neuropathy, and other chronic acquired demyelinating polyneuropathy variants [J] . Neurol Clin, 2013, 31 (2): 533-555.

（冯新红）

病例 21　右上肢麻木无力 5 年余，左手麻木无力半年

一、病史

一般情况：患者女性，56 岁，家庭妇女。

患者 5 年前出现右侧尺侧二指麻木，逐渐发展为上臂尺侧皮肤麻木，同期发现右手虎口部位肌肉萎缩，3 年前患者右手握力减退，表现为拧瓶盖费力，右上肢后伸困难。症状逐渐加重，1 年前右手无法握拳，右上肢无法上举，外院辅助检查泪膜破裂试验（＋），唇线活检（＋），抗可提取性核抗原抗体（ENA）（－），诊断干燥综合征，加用美卓乐 4mg，每日 1 次，白芍总苷 0.6g，每日 2 次，羟氯喹 200mg，每日 1 次及 B 族维生素营养神经治疗，服用 1 个月后效果不佳停用。半年前患者初选左手桡侧三指麻木感，同时左手握拳稍费力，同时右上肢无力症状持续进展，3 个月前外院行腰穿检查，压力不详，脑脊液常规、生化、TORCH（－），诊断周围神经病，治疗给予美卓乐 4mg，每日 1 次、羟氯喹 100mg，每日 1 次及 B 族维生素治疗，因效果不佳自行停用。为进一步诊治门诊收入病房。

既往史：18 年前右侧乳腺癌切除术，术后放疗（不详）；"胃炎"十余年，间断口服药物（不详），平素食欲可，进食量正常。否认高血压、糖尿病、冠心病等慢性病史。

个人史：否认毒物及特殊药物接触史。

婚育史：乳腺癌术后患者停经。

家族史：5 个兄弟姐妹，均无类似表现。

二、内科系统体格检查

体温 36.7℃，脉搏 82 次 /min，呼吸频率 16 次 /min，血压 137/80mmHg，SpO$_2$ 0.96，体型偏瘦，右侧乳腺全切术后，双肺呼吸音清，心脏听诊未见异常，腹部查体未见明显异常。

三、神经系统专科检查

一般情况：神清语利，对答切题，高级智能粗测未见异常。

颅神经：未见明显异常。

运动系统：右侧冈上肌、冈下肌、三角肌、肱二头肌中度萎缩，右侧第一骨间肌明显萎缩，右侧大小鱼际肌、蚓状肌中度萎缩；右上肢近端肌力Ⅳ级，肘部肌力Ⅴ级，腕部肌力Ⅲ级，右手握力 0 级，右侧分指、并指、对指肌力Ⅰ级，右上肢肌张力低，余肢体肌力肌张力正常。

感觉系统：右上肢肩关节以下尺侧针刺觉下降，右手针刺觉、音叉振动觉、关节位置觉明显下降，以右手小指及无名指尺侧为著；左侧桡侧腕部以下针刺觉下降。

反射：双上肢腱反射对称存在，双下肢腱反射对称可引出。

共济运动：右上肢指鼻、轮替略差。

步态：行走姿势步态正常。

脑膜刺激征：颈强直（－），Brudzinski 征（－），Kernig 征（－）。

四、入院时神经系统评分

GCS 评分 5 分（E4V5M6）。

五、辅助检查

血液学检查：血常规：嗜酸性粒细胞绝对值（EOS#）0.42×10^9/L，嗜酸性粒细胞百分比（EOS%）9.0%↑，Hb 116g/L↓；生化全项：Glu 5.12mmol/L，TC 4.47mmol/L，TG 1.71mmol/L，LDL 2.87mmol/L；尿常规：WBC 250/μL，RBC（－），Pro（±），Glu（－），细菌数量 26.6/μL，余未见明显异常；粪便常规＋隐血试验（OB）（－）；感染四项（－）；凝血 4 项（－）；糖化血红蛋白（HbA1C）7.5%；肿瘤标志物（－）；ANCA、ENA、dsDNA、ANA（－）；ESR 23mm/h；血清蛋白电泳、免疫固定电泳（－）；血 Lyme 抗体、ACE（－）；血 GM1 抗体提示 GQ1b 抗体（＋）；血清叶酸维生素 B12（VB12）1156pmol/L↑，血清叶酸（SFA）13.7pmol/L；甲状腺功能五项（－）。

心电图：窦性心律；胸片：右侧乳腺切除术后改变，右上肺索条影。

腰穿：压力 130cmH$_2$O。脑脊液检查：常规：细胞总数 2×10^6/L，WBC 2×10^6/L，多核 50%，单核 50%；生化：Glu 3.08mmol/L，Cl 118mmol/L，Pro 0.447g/L；Ig 总量＜1.4mg/L；细胞学、OB、GM1（－）；脑脊液髓鞘碱性蛋白（MBP）轻度升高。

肌电图：右上肢周围神经源性损害，臂丛下干受损为主；左侧正中神经损害（符合腕管综合征），见图 3-1。

Needle EMG Examination（针肌电图）：

肌肉	Insertional	Spontaneous Activity			Volitional MUAPs			Max Volitional Activity
	Insertional	Fibs	+ Wave	Fasc	Dur(ms)	Amp(uv)	Ploy(%)	
Abductor pollicis brevis.L	Normal	3+	3+	None	16.6 (↑58%)	780 (↑155%)	47.1	单纯相2.0
Abductor digiti minimi (manus).L	Normal	None	None	None	10.8 (↓4%)	684 (↑80%)	25.0	干扰相4.0
Extensor digitorum communis.L	Normal	None	None	None	11.2 (↑5%)	543	20.0	干扰相2.5
Biceps brachii.L	Normal	None	None	None	13.8(↑15%)	604 (↑75%)	53.3	干扰相2.5
Deltoid.L	Normal	None	None	None	13.3 (↑13%)	708 (↑93%)	44.4	干扰相5.0
Tibialis anterior.L	Normal	None	None	None	13.9(—)	715 (↑37%)	26.3	干扰相3.5
Gastrocnemius (Medial head).L	Normal	None	None	None	12.4 (↑14%)	986	21.4	干扰相5.5
Vastus medialis.L	Normal	None	None	None	15.2 (↑18%)	852 (↑104%)	10.0	干扰相5.0
Abductor pollicis brevis.R	Normal	1+	1+	None	无力收缩	无力收缩	0.0	无力收缩
Abductor digiti minimi (manus).R	Normal	1+	1+	None	无力收缩	无力收缩	0.0	无力收缩
Extensor digitorum communis.R	Normal	3+	3+	None	无力收缩	无力收缩	0.0	无力收缩
Biceps brachii.R	Normal	1+	1+	None	无力收缩	无力收缩	0.0	无力收缩
Deltoid.R	Normal	1+	1+	None	无力收缩	无力收缩	0.0	无力收缩
Tibialis anterior.R	Normal	None	None	None	13.1 (↓1%)	659(↑32%)	6.7	干扰相3.0

图 3-1　肌电图显示右上肢周围神经源性损害，臂丛下干受损为主；左侧正中神经损害

双侧臂丛超声：右侧臂丛神经主干及主要分支增粗并纤维化，右侧肌皮神经多发瘤样结节，左侧腕管处正中神经稍增粗。

双侧臂丛 MRI：双侧臂丛 MRI 平扫：右侧臂丛干、股、束段神经聚集，神经周围呈异常软组织袖状包绕改变，信号异常，左侧臂丛未见明显异常；双侧臂丛 MRI 增强：右侧臂丛病变，呈轻度神经周围弥漫性强化；见图 3-2。

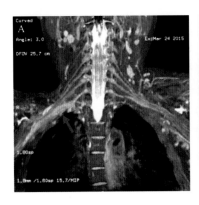
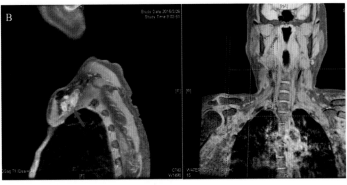

图 3-2　臂丛 MRI 成像

（A 为臂丛压脂项；B 为臂丛增强 MRI）

六、诊断和讨论

诊断：1. 右侧臂丛神经损伤，放射性损伤可能性大
　　　2. 左侧腕管综合征
　　　3. 右侧乳腺癌切除术后

讨论：定位诊断，患者右上肢无力萎缩，未引出病理征，考虑定位于下运动神经元，同时患者无力伴双上肢浅感觉减退，定位于双上肢周围神经，查体右上肢肩关节以下尺侧、右手尺侧二指感觉障碍较为突出，同时右手第一骨间肌萎缩明显，考虑右侧定位于 C7～T1 神经根或者臂丛下干可能，患者肌电图证实存在臂丛下干损伤；患者左手麻木，以桡侧三指为主，考虑不除外臂丛中干或桡神经受累，结合肌电图结果定位于左侧桡神经，且入院后腕管超声提示左侧腕管正中神经稍增粗提示左侧桡神经受损。定性诊断：患者诊断周围神经病，结合查体及肌电图检查结果，考虑右侧臂丛神经下干损伤及左侧正中神经受累，因患者起病隐袭逐渐进展，既往放疗病史，放疗部位包括腋区，因此考虑臂丛神经放射性损伤可能性大，因患者右上肢长期无力，则左手成为主要功能用手，左手麻木无力可见腕管部位正中神经增粗，符合腕管综合征表现，且患者入院后 HbAlc 升高，提示患者存在糖尿病可能，糖尿病患者合并出现腕管综合征情况比例较高，也支持诊断。鉴别诊断，患者右侧臂丛神经下干损伤，既往肿瘤病史，需除外局部肿瘤转移可能，但不支持点为病程偏长，影像学未见局部团块样占位表现，需进一步行 PET/CT 及病理活检鉴别，其余鉴别诊断包括外伤及免疫介导周围神经疾病，因患者无外伤病史，且血清学免疫指标均为筛查到异常，因此不支持后两者诊断。

七、综述：放射性臂丛神经病（radiation-induced brachial plexopathy，RIBP）

放射性臂丛神经病常见于乳腺、肺尖、头颈部位的肿瘤患者，是受高剂量或大剂量分割放射治疗后导致的臂丛神经功能障碍；广义的臂丛神经损伤包括早期短暂性 RIBP、缺血性 RIBP 和迟发型 RIBP，而狭义的放射性臂丛神经损伤仅包含迟发型 RIBP。

放射性臂丛神经病在 1966 年由 Stoll 和 Andrews 首次发现描述，常见于乳腺癌、肺尖癌及头颈部肿瘤放射治疗后，发病率在 2%～5%，晚期肿瘤患者 5 年随访可高达 17%，多数潜伏期 1～2 年[1]，有报道从 3 个月到 30 年不等[2,3]，为慢性进展不可逆性疾病。

发病机制包括放疗后炎症活化成纤维母细胞和细胞外机制堆积，此外放疗损伤血管内皮细胞造成低氧并诱导血管内皮细胞释放炎症因子，上述双重作用最终导致神经组织及周边组织纤维化及微梗死，核心损害因素为低氧、炎症因子释放及氧自由基损伤[2,3]。

放射性臂丛神经损伤常累及神经轴索、神经内膜及髓鞘[4]，病理改变表现为直接轴索和髓鞘损害、神经纤维减少，同时被大量纤维化所替代，见图 3-3。

放射性臂丛神经损伤出现的易感因素主要为放射总剂量及单次剂量高[5]，有研究显

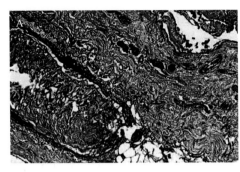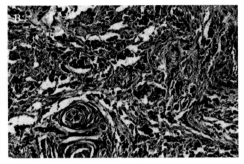

图3-3 臂丛神经活检电镜下可见神经纤维减少、被大量纤维化所替代（A、B）

示，单次放射剂量在2Gy以下的患者RIBP出现率显著下降[6]。其他易感因素包括合并扩大淋巴结清扫术，合并化疗药物如顺铂、长春新碱、紫杉醇等，其他个体化易感因素包括：高龄、糖尿病、肥胖、高血压、既往存在周围神经损伤（糖尿病周围神经病、酒精性周围神经损伤、遗传性周围神经病等）、遗传易感等。

临床表现：早期感觉减退、感觉异常，疼痛最为常见，多程度不重，随病情进展逐渐出现肌肉无力及萎缩。国际上通常将放疗性臂丛神经损伤的临床严重程度按照正常组织晚期放疗反应分级系统（Late Effects Normal Tissue Task Force-Subjective，Objective，Management and Analytic，LENT-SOMA）进行程度分级，1级：轻微感觉障碍无疼痛；2级：中度感觉障碍，疼痛可忍受，轻微肌无力；3级：持续感觉异常，不全运动麻痹，需服用止痛药物；4级：完全肌肉麻痹，严重疼痛伴肌肉萎缩。而本例患者结合临床应属于LENT-SOMA 3级。

临床上最需与放射性臂丛神经损伤相鉴别的为局部肿瘤转移，其中鉴别点详见表3-1。

表3-1 放射性臂丛神经损伤和肿瘤转移的鉴别要点

	放射性臂丛神经损伤	局部肿瘤转移
临床表现	疼痛不常见 病初表现为麻木和感觉异常 可出现淋巴水肿 无力情况逐渐加重 病情进展缓慢	早期出现疼痛 无力和麻木后期出现 病情进展迅速
查体	臂丛上干受累常见 水肿常见 触诊无占位	臂丛下干受累常见 可见Horner综合征 水肿偶见 触诊可及占位
电生理	臂丛或腰骶丛受累 可见肌纤维颤搐*	臂丛或腰骶丛受累 无肌颤搐电位
影像学	T2信号增强 PET扫描正常	可见神经根增粗及T2高信号 PET扫描可见异常
治疗	对症治疗	放射治疗 化疗 激素治疗
预后	逐渐进展	生存期短

注 *肌电图在鉴别放射性臂丛神经损伤及局部肿瘤转移中有一定作用，着重提出肌颤搐电位，文献报道，肌颤搐电位在两者之间存在显著差异，最常出现肌颤搐电位的肌肉为旋前圆肌、其次为拇短展肌

　　肌电图提示为慢性失神经改变，肌颤搐电位在迟发型臂丛神经损伤患者中较为常见，文献报道，可用于鉴别肿瘤转移及放射性损伤[7]。典型的肌颤搐电位见图 3-4。

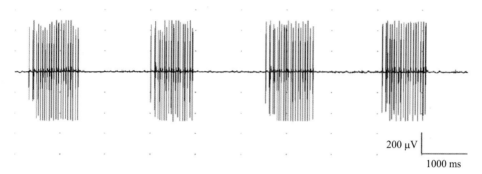

200 μV

1000 ms

图 3-4　典型的肌颤搐电位

　　LENT-SOMA 疾病程度分级与治疗密切相关，被广泛采取的治疗方案为，LENT-SOMA 分级为 1~2 级的患者进行保守及对症治疗，而 3~4 级的治疗采取手术解除黏连及压迫的方法，该治疗主用于缓解疼痛。目前，也有研究探索神经肌肉联合移植手术在改善肢体力量方面的作用[8]，但尚需要大样本量证据。

八、推荐阅读文献

［1］ GOSK J, RUTOWSKI R, REICIIERT P, et al. Radiation-induced brachial plexus neuropathy-aetiopathogenesis, risk factors, differential diagnostics, symptoms and treatment [J]. Folia Neuropathol, 2007, 45 (1): 26-30.

参 考 文 献

［1］ JOHANSSON S, SVENSSON H, DENEKAMP J. Timescale of evolution of late radiation injury after postoperative radiotherapy of breast cancer patients [J]. Int J Radiat Oncol Biol Phys, 2000, 48 (3): 745-750.

［2］ KORI S H, FOLEY K M, POSNER J B. Brachial plexus lesions in patients with cancer: 100 cases [J]. Neurology, 1981, 31 (1): 45-50.

［3］ NICH C, BONNIN P, LAREDO J D, et al. An uncommon form of delayed radio-induced brachial plexopathy [J]. Chir Main, 2005, 24 (1): 48-51.

［4］ GOSK J, RUTOWSKI R, REICHERT P, et al. Radiation-induced brachial plexus neuropathy - aetiopathogenesis, risk factors, differential diagnostics, symptoms and treatment [J]. Folia Neuropathol, 2007, 45 (1): 26-30.

［5］ PIERCE S M, RECHT A, LINGOS T I, et al. Long-term radiation complications following conservative surgery (CS) and radiation therapy (RT) in patients with early stage breast cancer [J]. Int J Radiat Oncol Biol Phys, 1992, 23 (5): 915-923.

［6］ GILLETTE E L, MAHLER P A, POWERS B E, et al. Late radiation injury to muscle and peripheral nerves [J]. Int J Radiat Oncol Biol Phys, 1995, 31 (5): 1309-1318.

［7］　HARPER C M Jr, THOMAS J E, CASCINO T L, et al. Distinction between neoplastic and radiation-induced brachial plexopathy, with emphasis on the role of EMG [J]. Neurology, 1989, 39 (4): 502-506.

［8］　GANGURDE B A, DOI K, HATTORI Y, et al. Free functioning muscle transfer in radiation-induced brachial plexopathy: case report [J]. J Hand Surg Am, 2014, 39 (10): 1967-1970.

（李秀丽）

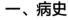

病例 22　进行性四肢麻木 1 个月，双下肢无力 1 周

一、病史

一般情况：患者女性，17 岁，大学生。

现病史：患者大约半年前一次去酒吧无意中接触到笑气，近一个月开始频繁吸食，每日吸食 10～15 盒，最多每日可吸将近 30 盒。每日吸食的笑气量可达 80～120g，最多达 240g。1 个月前患者开始出现四肢末梢麻木感，力量尚可，否认尿便障碍，1 周前患者出现蹲下站起费力，持续不缓解，症状无波动性，否认胸腹部束带感。

既往史无特殊。

个人史无特殊。

家族史无特殊。

二、内科系统体格检查

体温 36.2 ℃，脉搏 75 次 /min，呼吸频率 20 次 /min，血压 110/70mmHg。内科系统查体未见明显异常。

三、神经系统专科体格检查

一般情况：神清语利，高级皮层功能未见正常。

颅神经：双眼动充分，双瞳孔等大等圆，直径 3mm，对光反射存在，未及眼震，双面纹对称，伸舌居中。

运动系统：四肢肌张力可，双手握力 V 级，双上肢近端肌力 V 级，双下肢近端肌力 V 级，足背曲 I 级，足跖屈 III 级。

感觉系统：四肢针刺痛觉减退，呈长手套袜套样，右侧著，双下肢音叉震动觉减退。

反射：四肢腱反射低。

病理征：双侧病理征未引出。

共济检查：指鼻轮替（－），下肢跟膝胫欠稳准，Romberg 征（＋）。

脑膜刺激征（－）。

四、入院时神经系统评分

GCS 评分 15 分（E4V5M6）。

MMSE 评分 29 分；MoCA 评分 26 分；ADL 评分 11 分，工具性日常生活活动量表 23 分。HAMA 16 分，精神性焦虑因子 11 分。HAMD 17 分。

五、辅助检查

常规：生化全项：淀粉酶 118.6U/L↑，总铁结合力 239.9μg/dL↓，尿常规：尿胆原 34μmol/L↑（1+），细菌数量 612.40 /μL↑；血常规：RBC $3.64×10^{12}$/L↓，红细胞平均血红蛋白量 34.10pg↑，凝血（－）。

代谢：维生素 B_{12} 133.2ng/L↓，叶酸 14.1μg/L，同型半胱氨酸 >65.00μmol/L↑，先天性代谢缺陷尿筛查结果显示：未发现高同型半胱氨酸血症相关代谢指标异常，也未发现任何其他异常代谢产物。

感染：感染四项（－）；血 TORCH（10 项）：风疹病毒 IgG 抗体阳性，巨细胞病毒 IgG 抗体阳性，单纯疱疹病毒 1 型 IgG 抗体阳性。

中毒筛查：血尿毒物筛查未见异常。

超声心动图未见明确异常；肺功能基本正常。

颈脊髓 MRI：C2～C6 椎体水平脊髓后部可见异常 T2W 高信号，以中线对称分布，主要累及后索区域，脊髓无明显肿胀，见图 3-5。

头颅 MRI 及腰椎 MRI 未见明确异常。

入院后完善腰穿，压力 150mmH₂O。脑脊液常规：外观透明无色，WBC $4×10^{6}$/L，

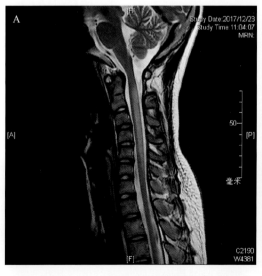
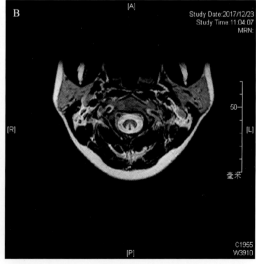

图 3-5　颈段脊髓后索可见长 T2 信号，呈倒 "V" 形（A、B）

PMN% 25.0%，MN% 75.0%，脑脊液生化：Glu 3.23mmol/L↓，Cl 正常范围。脑脊液 GM 抗体谱（－）；脑脊液 OB（＋），SOB（＋），血清 OB（－）。

神经电生理检查：神经传导：双侧正中神经感觉神经波幅正常，传导速度减慢，双侧正中神经运动神经潜伏期正常、波幅降低。双侧尺神经感觉神经波幅正常，传导速度减慢，双侧尺神经运动传导未见异常。双侧胫后神经感觉神经波幅正常、传导速度减慢，双侧胫后神经运动潜伏期延长，波幅降低。双侧腓肠神经感觉神经波幅正常，传导速度减慢。双侧腓总神经运动神经潜伏期延长，波幅降低，传导速度减慢。F 波：双侧胫后神经、正中神经 F 波潜伏期延长，出现率降低；肌电图：静息状态：双侧胫前肌、拇短展肌、左侧股四头肌可见大量异常自发电位；轻收缩，上下肢所见肌肉 MUAP 时限及波幅未见明确异常；大力收缩募集相：双侧胫前肌、股四头肌无力收缩，余所见肌肉呈干扰项。四肢 SSR 潜伏期及波幅未见异常。结论：上下肢周围神经源性损害（运动纤维受累为主）。

六、诊断和讨论

诊断：笑气滥用所致亚急性联合变性。

讨论：定位诊断：四肢麻木，查体可见呈长手套袜套样针刺痛觉减退，定位于周围神经；肢体无力，肌力减退，腱反射低，不伴病理征，定位于下运动神经元，综合定位于周围神经；音叉振动觉减退，Romberg 征（＋），定位于脊髓后索。

定性诊断：中毒性周围神经病：患者青少年女性，近期大量吸入笑气史，主要表现为四肢麻木无力，持续无缓解，查体可见周围神经损害表现，结合病史，考虑中毒或代谢性周围神经病可能，长期吸入笑气可导致维生素 B_{12} 缺乏，出现巨幼细胞性贫血，还可以快速抑制甲基转移酶活性，阻碍蛋氨酸合成，导致神经系统广泛损害，出现亚急性联合变性、周围神经病等表现。

患者以"进行性四肢麻木 2 周，加重伴肢体无力 1 周"为主要表现，注意与以下疾病进行鉴别：

1. Guilain-Barré 综合征：可表现为四肢远端对称性麻木无力，发病前多有前驱感染史，该患者 1 周前腹泻病史，但感染前已出现肢体麻木，入院后可完善神经电生理检查，必要时完善腰穿检查进一步鉴别。

2. 脊髓病变：可急性起病，表现为肢体无力、麻木，尿便障碍等不适，多伴有感觉障碍平面，该患者否认尿便障碍，无感觉平面，主要表现为周围神经损害表现，必要时可完善脊髓 MRI 检查，进一步鉴别。

讨论：既往研究提示：长期大量滥用笑气会导致中枢神经系统损伤、脊髓损伤、心律失常、巨幼细胞贫血等，目前 N_2O 的具体毒理机制尚不清楚，但长期、大剂量或短时间内大剂量吸入 N_2O 会导致维生素 B_{12} 的缺乏，引起相应的周围神经病变，N_2O 通过氧化维生素钴部分不可逆的灭活维生素 B_{12}（钴胺素）从而导致维生素 B_{12} 的缺乏，使甲基丙氨酸蓄积从而干扰脂质的合成代谢，导致神经元的脱髓鞘改变。颈和胸髓神经元的脱髓鞘和轴突损伤的临床表现为周围神经病、脊髓病变，早期表现为四肢麻木，可进一步发展为急性下肢瘫痪，甚至行为异常和妄想。影像学特点为颈髓平面背侧高强化影，颈髓上段强化可见背侧对称"倒 V 字"强化影，（兔耳征）。使用 N_2O 麻醉表现出干扰 DNA 合成的作用至少吸入 2h，既往研究发现，经过 3～4h N_2O 麻醉。肝脏蛋氨酸合酶活性近于 0，职业暴露于 N_2O 对周围神经系统的影响也有报道。

笑气滥用所致周围神经病临床表现为四肢麻木无力，以远端为重，符合长度依赖性周围神经病的特点，肌电图提示为运动和感觉纤维均受损，以运动轴索损害为主。可同时累及脊髓后索，出现类似脊髓亚急性联合变性的表现。疾病恢复过程中，感觉神经较运动先恢复，上肢较下肢先恢复。

七、综述：笑气所致神经系统病变

笑气是一氧化二氮，化学式为 N_2O，为无色有甜味气体。1793 年英国化学家 Joseph Priestley 首先发现 N_2O。1799 年英国化学家 Humphrey Davy 发现吸入该气体可以使人丧失痛觉、感到欣快、致人发笑，因此得名"笑气"。1844 年，美国牙科医生 Horace Wells 首先将其用于临床拔牙镇痛。从此，笑气作为麻醉剂进入医院并被广泛使用至今。笑气一般被使用在全身麻醉中，主要是镇痛、镇静。一般医学临床使用笑气时，都是搭配氧气混合使用才安全。目前笑气在食品界中用于发泡剂和密封剂等，也可以用来做赛车加速器中的助燃剂。笑气对呼吸道无刺激，在血液中不与血红蛋白结合，仅以物理形态溶解于血液中。笑气急性中毒可以导致低血压、肺损伤，甚至因缺氧而窒息。

自 2017 年开始，笑气逐渐进入大众的视野，被我们所知晓。不断有媒体报道年轻的中国留学生因为吸食笑气导致下半身瘫痪回国治疗。目前，小罐装笑气（8g/ 罐）因吸入后可产生欣快感而在欧美国家和地区的娱乐场所滥用，其中青少年笑气滥用率为 12%～20%。定期摄入笑气可导致缺氧，继而引起高血压、晕厥，甚至突发心脏病；长期接触笑气可以引起贫血和神经系统损害。

那么笑气是如何致病的？目前的原因和机制尚不是完全明确。目前公认的理论是：笑气可使维生素 B_{12}（钴胺素）的钴离子发生不可逆氧化反应，使钴胺素失去活性。维生素 B_{12} 是核蛋白合成及髓鞘形成所必需的辅酶。长期慢性笑气滥用致使神经系统严重脱髓鞘，临床表现为贫血，周围神经及脊髓后索的病变，MRI 影像学可见颈髓平面背侧高强化影，呈对称"倒 V 字"型（兔耳征），疾病的全貌看起来类似脊髓亚急性联合变性的症状，严重者出现双下肢瘫痪甚至死亡。

八、推荐阅读文献

[1] MORRIS N, LYNCH K, GREENBERG S A. Severe motor neuropathy or neuronopathy due to nitrous oxide toxicity after correction of vitamin B12 deficiency [J] . Muscle Nerve, 2015, 51 (4): 614-616.

（冯新红）

病例 23　右侧头痛 2 周，右侧面瘫、外耳道疱疹 1 周

一、病史

一般情况：患者老年男性，退休干部。

现病史：患者 2 周前出现右侧头痛，为持续性，逐渐加重，1 周前发现右眼睑和口角下垂，伴右眼磨砂感、流泪，伴头晕、走路不稳，无视物旋转，同时发现右耳内疱疹，右耳及右侧头部持续性疼痛，视觉模拟评分（VAS）10 分，伴听力下降，既往耳鸣无加重，无黑矇、视物模糊、吞咽困难、饮水呛咳、四肢麻木无力等，遂就诊宣武医院，考虑 Ramsay-Hunt 综合征，予阿昔洛韦抗病毒、七叶皂苷改善水肿、改善脑循环、营养神经、对症止痛等治疗，患者觉症状部分好转。现为进一步诊治收入院。起病以来，患者精神、睡眠、食欲稍差，排便困难，小便可，体重未称。

既往史：高血压 15 年，最高血压 160/90mmHg，未规律治疗；左眼青光眼术后、失明。否认糖尿病、脑卒中、冠心病、房颤、瓣膜性心脏病；否认肝炎病史及其密切接触史，否认结核病史及其密切接触史，否认血制品输注史，否认过敏史，2 月前右手食指木刺外伤，1 月前注射流感疫苗，预防接种史按计划进行。

个人史：原籍出生，无外地久居史，无血吸虫病疫水接触史，无地方病或传染病流行区居住史，无毒物、粉尘及放射性物质接触史，吸烟 30 余年，每天 20 支；饮酒 30 余年，白酒每天 200g。无冶游史，无性病史。

婚育史：适龄结婚，育有 1 子 2 女，配偶体健。

家族史：父母均患高血压，无家族性遗传病、传染病、肿瘤病史。

二、一般内科系统查体

体温 36.6 ℃，脉搏 73 次 /min，呼吸频率 18 次 /min，血压 137/69mmHg。右耳郭、外耳道水疱。余内科查体未见明显异常。

三、神经系统查体

一般情况：神清语利，高级智能活动可。

颅神经：眼动充分无复视，右侧凝视时水平眼震，右侧眼睑下垂，闭目无力，左眼无光感，右侧直接及间接反射灵敏，右侧面部 V2 支、外耳道针刺觉减退，右侧直接及间接角膜反射消失，右侧额纹消失，咀嚼有力，张口左偏，示齿口角偏左，伸舌居中，无饮水呛咳及构音障碍，双侧转颈耸肩有力。

运动系统：四肢肌力 V 级，肌张力正常。双侧腱反射正常，双侧 Hoffmann 征阴性，

双侧病理征阴性。

感觉系统：双侧肢体深浅感觉正常。双侧肢体共济及轮替运动正常。姿势及步态正常，Romberg 征阴性。

脑膜刺激征：颈软，脑膜刺激征阴性。

四、入院神经系统评分

VAS 评分 7 分。

五、入院辅助检查

前庭功能：双侧水平半规管功能减低。纯音测听：右耳感音性耳聋。

4h 数字视频脑电监测：异常脑电图。双颞及深部偶见单个尖波。

头颅 MRI：脑白质脱髓鞘改变，鼻窦炎，少许右侧乳突炎。

头颅动脉 MRI（非增强 MRA＋灌注）：头颅动脉粥样硬化改变（轻度），双侧顶枕叶及小脑灌注减低。

神经电生理检查：右侧面神经损害。听觉诱发电位：不除外右侧中枢传导障碍。视觉诱发电位：右侧视神经交叉后损害可能性大。前庭肌源性诱发电位：右侧前庭肌源性诱发电位异常。

腰穿检查：压力：$180mmH_2O$，透明无色，红细胞总数 0，有核细胞总数 $93\times10^6/L$，WBC $90\times10^6/L$，PMN% 0，MN% 100.0%，生化：Glu 3.18mmol/L，Cl 123　mmol/L，Pro 617mg/L↑。新型隐球菌抗原、抗酸染色、脑脊液水痘 - 带状疱疹病毒（VZV）DNA：阴性。

六、诊断与讨论

诊断：Ramsay-Hunt 综合征。

讨论：本患者依赖病史及累及面神经、位听神经的临床表现应该考虑 Ramsay-Hunt 综合征。该综合征的典型临床表现是剧烈耳部疼痛、耳部带状疱疹以及同侧周围性面瘫。Ramsay-Hunt 综合征系面神经膝状神经节的疱疹性炎症所引起的一组病症。轻型，Ⅰ型无明显神经系统症状发现，Ⅱ型伴同侧周围性面神经麻痹，重者Ⅲ型为疱疹合并面瘫及听力减退，Ⅳ型并有前庭功能障碍。病情较重的患者，治疗时程较长并需要加用激素。

本患者脑脊液化验提示白细胞增高，应考虑多颅神经炎或脑干脑炎的可能，但治疗过程中患者病情好转，未发现脑干受累的症状和体征。Ramsay-Hunt 综合征是导致无创性面部麻痹的第二大常见原因，与特发性面神经麻痹相比，Ramsay-Hunt 综合征的预后较差。对拟诊为 Hunt 综合征的患者，应常规行桥小脑角内耳道 CT 或 MRI、流泪试验、味觉试验、镫骨肌反射试验、前庭功能及神经电图检查，并对伴有客观性耳聋者行纯音测听检查，特别是镫骨肌反射和神经电图检查，对疾病的早期诊断、面神经损害的定位定性、早期治疗和预后等都有重要意义。对于 Ramsay-Hunt 综合征患者的治疗，早期给予抗病毒、类固醇激素药物联合治疗，以及扩张血管、营养神经药物、止晕、镇痛等辅助治疗，后期给予红外线等康复治疗，促进面神经的恢复，预防面部肌肉萎缩。对于 Ramsay-Hunt 综合征来说，表现为多颅神经炎的患者面神经麻痹的预后较差。年龄、糖尿病、原发性高血压和眩晕是不良预后指标。最常见的并发症是随年龄增加的疱疹后神经痛，本患者住院抗病毒、营养神经治疗 1 月后出院，随访患者仍遗留有右侧颅面部的神经痛及右侧面瘫。

七、综述：Ramsay-Hunt 综合征

Ramsay-Hunt 综合征，于 1907 年由 Ramsay 首次描述，是潜伏于膝状神经节的 VZV 再激活引起的多发颅神经炎，最常受累的是第Ⅶ颅神经，Ⅲ～Ⅻ颅神经和 C2～C4 颈神经也可能受到影响，发病率为 0.005%，冬春季发病率较高。近年来，其发病率有明显增高的趋势。常见的诱因包括：上呼吸道感染、劳累、产后、肾移植术后、白血病、恶性肿瘤、自身免疫疾病等；同时，Ramsay-Hunt 综合征表现为多发性颅神经炎的病例易造成临床误诊，给早期治疗带来一定影响 。

临床特点与诊断：Ramsay-Hunt 综合征的病因在于膝状神经节处 VZV 的再次复活感染。诊断依据包括临床病史、临床表现、听力检查、耳镜检查、影像学检查及实验室检查等，但 Ramsay-Hunt 综合征的诊断主要依赖临床病史及临床表现。研究显示神经痛的发生可先于疱疹 48～72d 时，持续时间为 7～10d，免疫功能低下的患者和老年患者可能有更长、更严重的过程。疼痛的程度轻重不等，且与疱疹的严重程度无一定关系。通常老年患者疼痛多较剧烈甚至难于忍受，30%～50% 的中老年患者于疱疹消退后会遗留顽固性神经痛，常持续数月或更久。面神经功能的最大损伤发生在 1 周内，大多数患者伴有不同程度的面瘫，主要表现为同侧额纹消失、皱眉不能、闭目不全、鼻唇沟变浅或消失、鼓腮漏气、口角偏向健侧等，部分病例伴有味觉减退及腺体分泌障碍；如果Ⅷ颅神经牵连影响，则可能出现恶心、呕吐、眩晕、眼球震颤、耳鸣和听力损失等症状。据报道约 37% 的 Ramsay-Hunt 综合征患者伴有耳蜗前庭症状。除外Ⅶ和Ⅷ颅神经，多根颅神经受侵犯导致的不典型症状，严重影响早期的诊断与治疗。不典型的临床表现主要症状为：①其他部位出现的疱疹，如会厌、颊黏膜、杓会厌皱襞、结膜、面部、颈部等；②咽痛、饮水呛咳、构音不清、声音嘶哑；吞咽困难；③剧烈头痛、意识障碍，共济失调；④其他如血压升高、心动过缓、心房颤动、顽固性呃逆、上消化道出血等。由于病毒侵犯神经在位置及时间上的先后，出现上述症状的次序则不一定有规律，且常伴有侵犯其他颅神经导致的不典型症状，故在临床上容易误诊，治疗不及时则出现神经纤维增生和再生错向以致神经功能不能恢复。如出现特发性面瘫和同侧听力下降或内耳功能障碍，即使尚未出现耳部疱疹，也应考虑 Ramsay-Hunt 综合征。2%～23% 的单侧面部麻痹无疱疹实际上是疱疹顿挫性面瘫，其 VZV 抗体或皮肤、血液单核细胞或中耳液中的 VZV-DNA 检测有 4 倍的上升。而在外耳道液、泪液、脑脊液和血液的单核细胞中通过 PCR 检测病毒抗体被认为是 VZV 诊

断的金标准。

　　治疗方面：关于 Ramsay-Hunt 综合征的药物治疗依然存在争议，需要进一步研究。抗病毒药物和皮质类固醇是目前治疗的主要方式。临床中要警惕 Ramsay-Hunt 综合征表现为多颅神经炎的病例以减少误诊。早期诊断、及时规范的治疗是缩短病程及减少后遗症发生的关键。

八、推荐阅读文献

［1］CAI Z, LI H, WANG X, et al. Prognostic factors of Bell's palsy and Ramsay Hunt syndrome [J] . Medicine (Baltimore) , 2017, 96 (2): e5898.

参 考 文 献

［1］GERSHON A A, CHEN J, GERSHON M D. A model of lytic, latent, and reactivating varicella-zoster virus infections in isolated enteric neurons [J] . J Infect Dis, 2008, 197 Suppl 2: S61-65.

［2］WEINBERG A, LEVIN M J. VZV T cell-mediated immunity [J] . Curr Top Microbiol Immunol, 2010, 342: 341-357.

［3］OXMAN M N. Immunization to reduce the frequency and severity of herpes zoster and its complications [J] . Neurology, 1995, 45 (12 Suppl 8): S41-46.

［4］COHRS R J, GILDEN D H. Prevalence and abundance of latently transcribed varicella-zoster virus genes in human ganglia [J] . J Virol, 2007, 81 (6): 2950-2956.

［5］DEPLEDGE D P, OUWENDIJK W J D, SADAOKA T, et al. A spliced latency-associated VZV transcript maps antisense to the viral transactivator gene 61 [J] . Nat Commun, 2018, 9 (1): 1167.

［6］WATSON C P, DECK J H, MORSHEAD C, et al. Post-herpetic neuralgia: further post-mortem studies of cases with and without pain [J] . Pain, 1991, 44 (2): 105-117.

［7］ELLIOTT K J. Taxonomy and mechanisms of neuropathic pain [J] . Semin Neurol, 1994, 14 (3): 195-205.

［8］YAWN B P, SADDIER P, WOLLAN P C, et al. A population-based study of the incidence and complication rates of herpes zoster before zoster vaccine introduction [J] . Mayo Clin Proc, 2007, 82 (11): 1341-1349.

［9］HARPAZ R, ORTEGA-SANCHEZ I R, SEWARD J F. Prevention of herpes zoster: recommendations of the Advisory Committee on Immunization Practices (ACIP) [J] . MMWR Recomm Rep, 2008, 57 (RR-5): 1-30.

［10］LABIN E, TORE H, ALKUWAITI M, et al. Teaching NeuroImages: Classic Ramsay Hunt syndrome and associated MRI findings [J] . Neurology, 2017, 89 (7): e79-80.

（付　伟）

病例 24　突发张口、闭目困难 1 天

一、病史

　　一般情况：患者男性，58 岁，就诊时间 2018 年 4 月 29 日。

患者就诊当日凌晨约 3 点无明显诱因出现张口、双眼闭目困难，进食后两侧颊部存留食物，讲话漏风，因张口困难，故言语含糊，无肢体麻木无力、呼吸困难不适。发病前 1 月无上呼吸道感染和腹泻等病史。

既往史：高血压 5 年，否认糖尿病、冠心病等慢性病病史。

个人史：吸烟 30 年，每天约 7 支；饮酒 30 年，每日饮酒 100g。

婚育史：适龄婚育，育有 1 子 0 女，配偶体健。

家族史：无特殊。

二、内科系统体格检查

体温 36.7 ℃，脉搏 76 次 /min，呼吸频率 22 次 /min，血压 135/80mmHg，SpO_2 1.00，心、肺、腹部查体未见明显异常。

三、神经系统专科检查

一般情况：神清，构音欠清。

颅神经：双瞳孔等大等圆，直径 3mm，对光反射存在，双眼各向活动充分，无眼震复视，双侧面部痛觉对称，双侧周围性面瘫，伸舌居中，双侧面部针刺觉、轻触觉对称存在，咬牙动作咬肌有力。

运动系统：四肢肌力 V 级，四肢腱反射对称减低。

感觉系统：双侧肢体痛觉对称存在。

共济检查：双侧指鼻稳准。

病理征：双侧病理征未引出。

脑膜刺激征：颈强直（－）。

四、辅助检查

血常规、生化：（－）。

血 HIV 抗原抗体联合检测（－）。

脑脊液常规（2018 年 5 月 3 日）：无色透明，WBC $2×10^6$/L，PMN% 50%，MN% 50%。

脑脊液常规（2018 年 5 月 14 日）：无色透明，WBC $2×10^6$/L，PMN% 0%，MN% 100%。

脑脊液生化（2018 年 5 月 3 日）：Glu 3.71mmol/L，Cl1 24mmol/L，Pro 1 422mg/L ↑

脑脊液生化（2018 年 5 月 14 日）：Glu 3.24mmol/L，Cl 125mmol/L，Pro 1 023mg/L ↑

血、脑脊液 GM 抗体谱（－）。

头颅 MRI（图 3-6）：脑干未见明显异常信号。

肌电图（2018 年 5 月 4 日）：运动神经传导潜伏期延长，波幅正常，感觉神经传导及

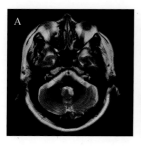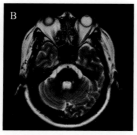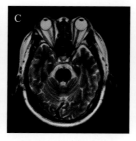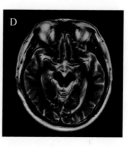

图 3-6　头颅 MRI T2 相示脑干未见异常信号（A～D）

针电极肌电图未见异常，提示以运动纤维脱髓鞘损害为主。结论：上下肢周围神经损害（运动纤维损害为主），四肢 SSR 异常。见表 3-2。

表 3-2　肌电图结果

运动传导						
神经及刺激点	潜伏期 /ms	波幅 /mV	分段	潜伏期差 /ms	距离 /mm	传导速度 /m/s
右侧胫神经						
踝	6.0 ↑	6.342	拇展肌 - 踝	6.0		
右侧腓神经						
踝	7.2 ↑	3.132	趾短伸肌 - 踝	7.2		
左侧腓神经						
踝	4.0	3.732	趾短伸肌 - 踝	4.0		
左侧胫神经						
踝	5.3 ↑	7.832	拇展肌 - 踝	5.3		
右侧正中神经						
腕	5.4 ↑	9.482	拇短展肌 - 腕	5.4		
右侧尺神经						
腕	3.5 ↑	14.27	小指展肌 - 腕	3.5		
左侧正中神经						
腕	4.0	10.67	拇短展肌 - 腕	4.0		
左侧尺神经						
腕	4.2 ↑	11.10	小指展肌 - 腕	4.2		
F 波						
神经	M 波潜伏期（ms）	F 波平均潜伏期（ms）	F 波出现率（%）			
右侧胫神经	6.0 ↑	58.9	100.0			
左侧胫神经	5.5 ↑	57.6	100.0			
右侧正中神经	5.4 ↑	39.2 ↑	85.0			
左侧正中神经	4.0	36.4 ↑	90.0			
感觉传导（结果正常，略）						
针肌电图						
肌肉	插入电位	自发电位	持续时间（ms）	波幅（μv）	多相波（%）	大力收缩
右侧三角肌	—	—	12.9	477	27.3	干扰相
右侧拇短展肌	—	—	10.5	486	40	干扰相
右侧胫骨前肌	—	—	14.3	749	22.2	干扰相
右侧股内侧肌	—	—	14.1	710	14.3	干扰相

五、诊断与讨论

诊断：Guilain-Barré 综合征诊断可能性大。

讨论：患者突发张口困难，查体双侧周围性面瘫，无颜面部感觉障碍，考虑定位于双侧面神经，双侧同时发生的面神经瘫痪在神经科较为少见，其原因常包括以下 7 种[1]：①自身免疫性：Guilain-Barré 综合征。该病急性起病，病前 1~3 周有感染史，急性或亚急性起病并在 4 周内进展的对称性四肢迟缓性瘫痪和脑神经损害、轻微感觉异常、脑脊液蛋白 - 细胞分离现象、肌电图检查早期可见 F 波或 H 反射延迟或消失、神经传导速度减慢、远端潜伏期延长，动作电位波幅正常或下降。该患者急性起病，表现为双侧周围性面瘫，四肢腱反射对称减低，肌电图提示双侧上下肢运动神经髓鞘损伤，F 波潜伏期延长，脑脊液可见蛋白 - 细胞分离，考虑 Guilain-Barré 综合征脑神经型诊断可能性大。②感染性：包括 Bell 麻痹、HIV 感染、莱姆病。Bell 麻痹多表现为单侧周围性面瘫，偶尔可出现双侧同时受累，该病不累及脊神经，一般不出现脑脊液改变。莱姆病具有蜱接触史，出现典型皮损，合并神经系统损坏、心脏损害、关节损害，病原检查阳性。HIV 感染伴有全身性病毒感染症状或无菌性脑膜炎，血清学检测阳性。本例患者近期无林区接触史，无皮疹、关节、心脏损害的表现，HIV 血清学检测阴性，且有脑脊液蛋白升高，肌电图提示除面神经受累外，还有上下肢周围神经受累，故不支持 Bell 麻痹、HIV 感染、莱姆病等感染性疾病的诊断。③肿瘤：包括双侧前庭神经鞘瘤、毛细胞星形细胞瘤、中枢神经系统淋巴瘤；该患者头颅 MRI 未见肿瘤侵犯改变，该诊断不成立。④创伤性：双侧颞骨骨折可出现双侧周围性面瘫。患者的病史与头颅影像均不支持创伤性双侧面神经麻痹诊断。⑤特发性肉芽肿性：Melkersson-Rosenthal 综合征。典型三联征为复发性唇面部肿胀、间歇性面瘫和沟纹舌，根据病史、辅助检查、皮肤活检可确诊。该患者无唇面部肿胀的表现及既往病史，无沟纹舌体征，故该诊断不支持。⑥血管畸形：脑干海绵状血管畸形；该患者头颅 MRI 未见脑干海绵状血管畸形改变，故该诊断不成立。⑦先天性疾病：Mobius 综合征。Mobius 综合征表现为先天性面瘫伴眼球外展、斜视，即第Ⅶ、Ⅵ神经发育不全。伴口腔颌面畸形及肢体畸形。该患者中年起病，病史不支持该诊断。

根据以上分析，考虑该患者 Guilain-Barré 综合征诊断可能性大。给予患者丙种球蛋白 0.4g/kg×5d 治疗，患者双侧面瘫症状改善，发病第 16 天复查脑脊液蛋白量较前降低，肌电图较前改善（主要表现为运动传导潜伏期恢复至正常）。

六、综述：Guilain-Barré 综合征

Guilain-Barré 综合征，即急性炎症性脱髓鞘性多发性神经病（acute inflammatory demyelinating polyneuropathy，AIDP），又称急性炎性脱髓鞘性多发性神经根神经炎，是一种自身免疫介导的周围神经病，主要损害多数脊神经根和周围神经，也常累及脑

神经，病理改变是周围神经组织中小血管周围淋巴细胞、巨噬细胞浸润及神经纤维脱髓鞘，严重病例可出现继发轴索变性[2]。病因目前尚未完全阐明，认为本病是一种自身免疫性疾病，病变位于神经根（尤以前根为多见而明显）、神经节和周围神经，首发症状常为四肢远端对称性无力，呈对称性迟缓性瘫痪。诊断要点是病前 1～3 周有感染史，急性或亚急性起病并在 4 周内进展的对称性四肢迟缓性瘫痪和脑神经损害、轻微感觉异常、脑脊液蛋白 - 细胞分离现象、肌电图检查早期可见 F 波或 H 反射延迟或消失，神经传导速度减慢，远端潜伏期延长，动作电位波幅正常或下降。血浆置换和免疫球蛋白静脉注射是本病的一线治疗。但临床上，除典型病例外，尚有一些表现不典型的变异型，如 Miller-Fisher 综合征、急性运动轴索性神经病，脑神经型少见，主要累及脑运动神经，表现为脑神经急性或亚急性的双侧对称性的运动神经麻痹症状，如双侧周围性面瘫、延髓麻痹、复视等，有脑脊液蛋白 - 细胞分离，无肢体瘫痪，电生理检查可见运动神经传导速度减慢[3]。本病例以双侧周围性面瘫为主要表现，无肢体瘫痪，存在脑脊液蛋白细胞分离现象，虽电生理显示有脊神经受累，但临床以脑运动神经受累为主要表现，故应为本病的脑神经型。

七、推荐阅读文献

［1］ GAUDIN R A, JOWETT N, BANKS C A, et al. Bilateral Facial Paralysis: A 13-Year Experience [J] . Plast Reconstr Surg, 2016, 138 (4): 879-887.

参 考 文 献

［1］ GAUDIN R A, JOWETT N, BANKS C A, et al. Bilateral Facial Paralysis: A 13-Year Experience [J] . Plast Reconstr Surg, 2016, 138 (4): 879-887.
［2］ 中华医学会神经病学分会神经肌肉病学组，中华医学会神经病学分会肌电图及临床神经电生理学组，中华医学会神经病学分会神经免疫学组. 中国吉兰 - 巴雷综合征诊治指南［J］. 中华神经科杂志，2010，43（8）：583-586.
［3］ 张文召，王杰，何霞，等. 以双侧周围性面瘫为主要表现的吉兰 - 巴雷综合征 1 例［J］. 中国实用神经疾病杂志，2010，13（3）：94-94.

（李　珺）

病例 25　头痛、右侧眼睑下垂、复视 20 余天

一、病史

一般情况：患者男性，56 岁，退休工人，入院时间 2018 年 1 月 9 日。

患者 20 余天前无明显诱因出现右侧眼睑下垂，伴视物模糊、重影，未予在意，症状持续，无明显波动性，无晨轻暮重，无肢体麻木及活动障碍，单眼时视物尚可，自觉眼睑下垂后用筷子夹菜不准，改为用勺吃饭。发病初自觉不影响生活，未予就诊，开车外出游玩。回来后自觉症状无缓解，伴有右侧头部疼痛不适感，头痛为胀痛感，无搏动性，疼痛不剧烈，可耐受，不影响驾车及饮食睡眠，就诊外院眼科，具体检查不详，未予明确诊断。为求诊治收入院。

既往史：高血压 20 余年，最高收缩压 180mmHg，平素口服降压药，血压控制不详；糖尿病 18 年，口服降糖药，皮下注射胰岛素治疗；左下肢散弹枪外伤史。

个人史：生于并长期居住于原籍，无毒物及特殊药物服用史；抽烟 40 年，每日约 80 支，未戒烟饮酒 40 年，折合酒精每日约 250g。

婚育史：适龄结婚，育有 1 子 0 女，配偶及儿子体健。

家族史：高血压家族史。

二、内科系统体格检查

体温 36.3 ℃，脉搏 91 次 /min，呼吸频率 18 次 /min，血压 151/85mmHg；发育正常，营养良好；双肺呼吸音清，未及干湿性啰音及胸膜摩擦音。心率 91 次 /min，心律齐，未及病理性杂音及额外心音。腹部查体未见明显异常。

三、神经系统专科检查

一般情况：神清语利，查体配合。

精神智能状态：记忆力、计算力、理解力粗测正常。

颅神经：右眼视力粗测下降；双瞳孔等大等圆，直径 3mm，对光反射存在；右侧眼睑下垂，眼裂 5mm，右眼内收不到位，外展部分受限，上下视完全受限，左眼内收外展可，上下视正常，同向运动时左眼内收部分受限，外展正常，余颅神经查体未见明显异常。

运动系统：四肢肌张力可，肌力 V 级。

感觉系统：右侧额部针刺痛觉减退，余双侧深浅感觉对称存在。

反射：四肢腱反射低，病理征未引出。

共济运动：双侧指鼻略欠稳准，双侧跟膝胫基本稳准。

步态：正常。

脑膜刺激征：颈强直（－），Brudzinski 征（－），Kernig 征（－）。

四、入院时神经系统评分

VAS 评分 6 分。

五、辅助检查

血液学检查：风疹病毒 IgG 抗体阳性，单纯疱疹病毒 1 型 IgG 抗体阳性，巨细胞病毒 IgG 抗体阳性，HbA$_1$c9.4%，余血液学检查未见异常。

腰穿：常规：外观无色透明，WBC 4/HPF，RBC 0/HPF，MN% 75%；脑脊液生化：Glu 4.80mmol/L↑，Cl 128mmol/L，Pro 698mg/L↑。送检细胞学、Hu-Ri-Yo、CV2/CRMP5/CRMP 抗体等未见异常，GM 抗体谱未见异常，脑脊液及血 OB 弱阳性。

视力视野及眼底检查：视力右眼（OD）0.12，左眼（OS）0.5。眼压：OD 9.5mmHg，OS 12.2mmHg。瞳孔等大等圆，直间接对光反射（＋），相对性传入性瞳孔障碍（RAPD）（－），晶体轻度混浊，双眼眼底：玻璃体絮状混浊，视盘边清色淡红，杯盘比（C/D）＝ 0.3，盘沿可，视网膜血管走行可，黄斑区中心凹反光未见，未见出血、渗出、裂孔及视网膜脱离。眼位：左眼眼位正，右眼外斜约 30°。右眼内转不能、上转、下转均受限；光学相干断层扫描（OCT）：双眼黄斑中心凹形态可。右眼眼底内旋表现。视野：双眼视野缺损。OCT：双眼黄斑中心凹形态可。考虑右眼动眼神经不全麻痹。

神经电生理：RNS 未见异常。上下肢周围神经损害，SSR 异常。瞬目反射未见异常。听觉诱发电位未见明显异常。

颅脑 MRI：未见异常，见图 3-7。

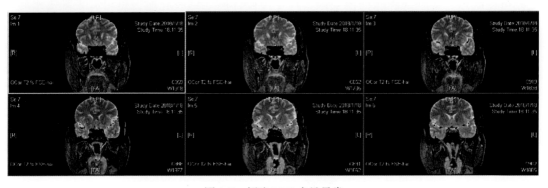

图 3-7　颅脑 MRI 未见异常

六、诊断和讨论

诊断：痛性眼肌麻痹。

讨论：患者老年男性，急性起病，发病前否认前驱感染史等，此次主要表现为眼睑下垂、复视，伴头痛，但头痛非持续性，查体可见右眼活动受限，以动眼神经受累为主，伴有右侧三叉神经第一支受累。四肢腱反射低，考虑定位于周围神经，肌电图检查支持周围神经受累。定性诊断：患者发病后约 3 周腰穿检查提示蛋白略高，但脑脊液白细胞数正常，余 OB、细胞学、GM 抗体等检查结果均未见异常。海绵窦 MRI 检查未见异常。患者主要症状局限于眼外肌，且伴头痛，未发现感染或免疫异常所致的颅神经麻痹证据，因此考虑痛性眼肌麻痹，鉴别诊断为糖尿病多颅神经麻痹，该例患者住院后给予激素治疗，第一周患者头痛及复视情况明显好转，故考虑痛性眼肌麻痹诊断明确。患者症状相对较分散，一元论不能用某一个解剖定位，考虑患者同时存在多年糖尿病，糖尿病性周围神经病变可解释患者肌电图改变。

七、综述：痛性眼肌麻痹

概述：痛性眼肌麻痹综合征又称 Tolosa-Hunt 综合征。主要表现为眼眶周围疼痛、同侧眼球运动神经（Ⅲ、Ⅳ、Ⅵ）麻痹，可合并有 V 1～2 及第 Ⅱ 对脑神经损害，有或无瞳孔改变；糖皮质激素治疗有效[1]。

临床表现：本病发病无性别差异，以壮年至老年多发，大约70%患者病前有上呼吸道感染、咽峡炎、上颌窦炎、低热等病史。早期一侧性眼球后眶区周围剧烈疼痛，可放射到额部或颞部。可有恶心、呕吐。疼痛的性质多大为持续性胀痛、刺痛或撕裂样剧痛。数天后痛侧眼肌可有不同程度的麻痹。主要以动眼神经受累为主，其次是外展神经。可表现为第Ⅲ、Ⅳ、Ⅵ对脑神经全部受累，眼球固定，眼球突出，呈海绵窦综合征。眼内肌受累相当少见。病变累及视神经可出现视力改变，少数出现视神经萎缩。病变亦可使眼球、眼眶部静脉回流受限，产生眼睑浮肿、结膜充血，也可有视乳头水肿。有些患者可损害三叉神经第1、2支出现相应部位的感觉障碍和角膜反射消失。尚有少数患者侵犯海绵窦段颈内动脉壁上的交感神经，出现 Horner 征，表现为上睑下垂、眼球凹陷、瞳孔缩小。

影像学表现：头颅CT及MRI常无阳性发现。部分患者增强MRI鞍区扫描可见海绵窦部位异常强化信号，此外颅脑MRI检查还可除外脱髓鞘性病变[2]。

脑脊液检查：蛋白和细胞计数增高。

神经电生理检查：视觉诱发电位（VEP）、脑干听觉诱发电位（BAEP）、体感诱发电位（SEP）等诱发电位检查，有助于排除中枢神经系统脱髓鞘性疾病。

治疗：主要应用糖皮质激素，一般每日可给予泼尼松60～80mg，症状消失后逐渐减量。同时应用抗菌药物和维生素。对疼痛明显的患者可给予镇痛药物。由于本病对糖皮质激素特殊敏感，用药后48h内症状缓解，1周左右症状消失。个别患者遗留眼外肌不全麻痹或视神经萎缩，视力受到严重损害。糖皮质激素的早期及彻底应用对促进炎症改善和减少后遗症具有重要意义[3]。

预后：病程一般为1～6个月。少数患者可呈两侧交替病变。本病的预后良好，症状可有自行缓解和再发的倾向。仅个别患者遗留有某些神经功能不全。

八、推荐阅读文献

[1] 张慧萍. 痛性眼肌麻痹综合征的临床分析 [J]. 中国实用神经疾病杂志，2012，15（16）：48-50.

参 考 文 献

［1］ 张富山，钱文忠. 9 例痛性眼肌麻痹综合征临床分析［J］. 神经疾病与精神卫生，2010，10（4）：383-384.

［2］ 袁祖旭，李剑波. 21 例痛性眼肌麻痹综合征患者的影像学表现［J］. 中国实用神经疾病杂志，2016，19（22）：79-80.

［3］ SMITH J R, ROSENBAUM J T. A role for methotrexate in the management of non-infectious orbital inflammatory disease [J] . Br J Ophthalmol, 2001, 85 (10): 1220-1224.

（黄　丽）

第4章 神经肌肉病

病例 26 因进行性四肢萎缩无力、肉跳4年，加重1个月入院

一、病史

一般情况：患者女性，58岁，就诊日期2016年7月。

现病史：患者4年前（2012年春）无明显诱因出现右手无力，自觉右手骨间肌萎缩，无肢体麻木，不影响日常生活，外院就诊考虑颈椎病，行颈椎MRI检查，未见明确异常，后未予在意，未诊疗。3年半前逐渐出现左手肌肉萎缩，远端肌肉明显，鱼际肌、骨间肌等，曾行肌电图检查提示双侧正中神经损害，腕管综合征、四肢神经源性损害等。3年前进展至双下肢无力，右下肢著，家人发现行走较前差，但生活可自理，可干农活，但活动耐量较前下降，自觉疲乏感。3年来症状进行性加重，伴有肉跳，右下肢近端明显，过程中不伴有肢体麻木、言语及吞咽障碍、尿便障碍等不适。近一月自觉右下肢无力进行性加重，不能行走，严重影响生活，为进一步诊疗收入院。患者自发病以来，神清，精神可，饮食、睡眠可，二便正常，体重较前下降4kg左右。

既往史：无特殊。

个人史：无特殊。

月经婚育史：已绝经，适龄结婚，育有1子1女，配偶体健。

家族史：家族中妹妹有左手肌肉萎缩病史，大姐死于肌肉萎缩无力，家系图见图4-1；舅舅曾出现手抽动，具体不明，无冠心病早发家族史，无高血压家族史，无糖尿病家族史。

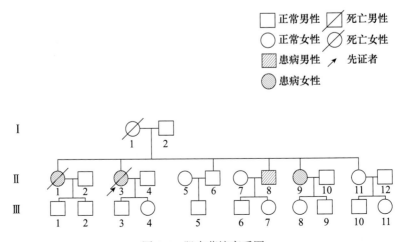

图 4-1 肌肉萎缩家系图

二、内科系统体格检查

体温 36.5 ℃，脉搏 78 次 /min，呼吸频率 19 次 /min，血压 121/70mmHg。余内科系统查体未见明显异常。

三、神经系统专科体格检查

一般情况：神清语利，高级皮层功能基本正常。

颅神经：双眼动充分，双瞳孔等大等圆，直径 3mm，对光反射存在，未及眼震，示齿右侧鼻唇沟浅，口角左偏；双侧转头耸肩可，伸舌无明显偏斜，可见舌肌纤颤，无明显萎缩。

运动系统：四肢肌张力低，四肢肌肉萎缩，双上肢远端鱼际肌、骨间肌及双下肢股四头肌、胫前肌、臀肌明显；双下肢及左下肢肌力 V 级，右上肢远端肌力 Ⅲ 级，右下肢肌力 Ⅰ 级，右上肢对指不能，右下肢抬起受限。双上肢指鼻可。

感觉系统：双侧深浅感觉未见明确异常。

双侧 Hoffmann 征（＋），双侧 Babinski 征（－）。

四、入院时神经系统评分

GCS 评分 15 分（E4V5M6）。

五、辅助检查

尿干化学＋尿沉渣（流式法）：白细胞（中性粒细胞酯酶）25 个 /μL↑，白细胞数量 13.60/μL↑，神经元特异性烯醇化酶（2016 年 7 月 26 日 15∶29）：NSE 16.67μg/L↑，ANA：阳性，颗粒型 1∶80；生化全项：IgM 0.241g/L↓，TC 5.92mmol/L↑，TG 2.67mmol/L↑，Scr 34.7μmol/L↓，LDH 217U/L↑，血清载脂蛋白 B 1.332g/L↑。

颈椎 MRI：颈椎轻度退行性变，C4～C6 椎间盘膨出。胸椎 MRI（2013 年 11 月 12 日清华大学玉泉医院）：未见异常。

肌电图（2013 年 8 月 2 日北京协和医院）：双侧正中神经损害，上下肢 SSR 未见异常；肌电图（2013 年 11 月北京天坛医院）：上下肢神经源性损害，胸段脊旁肌（T10～T12）静息时可见自发电位；胸锁乳突肌未见神经源性及肌源性损害，双侧正中神经损害（符合腕管综合征）；肌电图（2012 年 2 月 16 日北京丰台右安门医院）：右拇短展肌、左第一骨间肌、右胫前肌大力收缩呈巨大电位，可见纤颤电位及正锐波，运动单位减少，前两者及胸锁乳突肌多相电位增多，左第一骨间肌时限增宽。所检运动神经，双正中神经、右胫神经远端潜伏期延长，右正中神经波幅降低，右胫神经波幅较对侧低。所检感觉神经，左侧胫神经波幅降低，所检 F 波，右正中神经未引出，所检 H 反射：右正中神经未引出。提示双上肢神经元性损害。

腰穿脑脊液压力、常规、生化正常，GM 抗体、莱姆抗体、Hu、Ri、Yo，脑脊液细胞学检查等未见异常。

肌萎缩侧索硬化症（ALS）基因筛查存在 SOD1-V41D 突变，其妹妹验证存在同样的突变，女儿是相同突变携带者。详见图 4-2 和表 4-1。

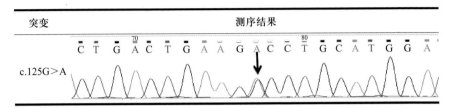

图 4-2　ALS 基因筛查存在 SOD1-V41D 突变

表 4-1　患者及其妹妹、女儿基因突变情况

样本名称	检测基因	位置	核苷酸变化	氨基酸变化	类型	遗传方式	来源
田××			c.125G＞A	p.G42D	杂合		未知
田××妹妹	*SOD1* NM_000454.4	外显子2	c.125G＞A	p.G42D	杂合	AD	未知
田××女儿			c.125G＞A	p.G42D	杂合		母源

六、诊断和讨论

诊断：家族性 ALS。

定位诊断：双上肢无力、肌肉萎缩，远端骨间肌、鱼际肌明显，定位于双上肢下运动神经元损害，患者无感觉障碍，伴有肉跳，无波动性，故定位于脊髓前角损害；双上肢腱反射活跃，定位于颈膨大以上运动传导通路；双下肢无力，肌肉萎缩定位于腰膨大以下下运动神经源性损害。结合患者无感觉障碍，无尿便障碍，伴有明显肉跳，定位于脊髓前角可能。结合患者 3 年前肌电图提示胸段脊髓自发电位，综合征定位于颈段、胸段、腰段脊髓前角广泛神经源性损害。

定性诊断：ALS，患者中年女性，既往体健，此次隐袭起病，进行性加重，主要表现为四肢进行性肌肉萎缩，无力，同时出现肉跳，不伴感觉障碍，无自主神经功能障碍，考虑运动神经元病可能。

鉴别诊断：

1. 多灶性运动神经病：呈慢性进展的局灶性下运动神经元损害，多是与抗 GM 抗体相关的自身免疫性疾病，MMN 临床表现多为非对称性肢体无力、萎缩、肌肉颤动，而感觉受累很轻，腱反射可保留。节段性运动神经传导测定可显示有多灶性运动神经传导阻滞，血清抗 GM1 抗体滴度升高，静脉免疫球蛋白注射有效。

2. 延髓和脊髓空洞症：临床上也常有双手小肌肉萎缩，肌肉颤动，可进展为真性球麻痹，也可出现锥体束征，但临床进展缓慢，常合并其他畸形，且有节段性分离性感觉障碍，MRI 可见脊髓或延髓空洞，有助于鉴别。

七、综述：ALS

ALS 是一种选择性累及上、下运动神经元的进行性神经系统变性疾病，为一种致死性疾病，治疗十分困难，平均病程仅 3～5 年。由于患者的锥体束、脊髓前角运动神经元和脑神经运动核的受损，致使其四肢无力和肌肉萎缩，当病变累及延髓和呼吸肌时，患者不能言语、吞咽，呼吸功能衰竭，需要鼻饲和呼吸机辅助通气，最终因合并感染或衰竭而死亡。ALS 按病因可分为散发性 ALS（sporadic amyotrophic lateral sclerosis，SALS）和家族性 ALS（familial amyotrophic lateral sclerosis，FALS）。其中，FALS 占 5%～10%、SALS 占 90%～95%。就总体而言，除了 FALS 的发病年龄更早，两者的临床表现差异无显著性。目前 FALS 相关的致病基因有 22 种已被定位，如铜锌超氧化物歧化酶（Cu/Zn superoxide dismutase，SOD1）、TARDBP、FUS、C9ORF72 等，根据致病基因的不同分为不同亚型，临床表型也不相同。迄今为止，最早被发现且研究最多的是 ALS1，其致病基因是 SOD1 基因，截至 2015 年 9 月已报道了 183 种突变类型（http：//alsod.iop.kcl.ac.uk/Als/index.aspx），突变在 FALS 中约为 20%[1]。

FALS 病例具有家族遗传背景，提示该病可能与遗传因素有关。1993 年研究发现：FALS 的第 2 对染色体上的 SOD1 有突变。约 5% 的 SALS 和 10%～20% 的 FALS 都与 SOD1 基因突变有关。通过对转染了人突变 SOD1 基因的转基因小鼠的研究已经明确，SOD1 基因突变后 SOD 抗氧化活性下降，通过激活 caspase 途径引起细胞凋亡而引起 ALS 发病[2]。

人类基因突变数据库（HGMD）最新数据显示，迄今共发现 SOD 1 基因致病突变 180 种，与 FALS 发病有关的突变 150 种，其中包括错义和无义突变 126 种，剪接位点突变 6 种，缺失突变 14 种，插入突变 4 种，多集中在欧美国家，在亚洲人群鲜有报道。尽管 SOD1 几乎表达于所有组织，但突变后的临床表现仅累及运动神经元，且大多为成年起病。不同的 SOD1 突变导致的 ALS 临床表型上也有差别，包括外显率、红细胞 SOD1 活性、起病年龄、生存期、组织病理学等。不同的 SOD1 突变对 ALS 病程也有影响[3]，如 A4V 突变平均病程为 1～2 年，E100G 突变为 4.7 年，而 H46R 和 G37R 为 18～20 年。FALS 约占所有 ALS 的 20%，家系成员多在 40～50 岁起病，发病后 2～5 年死亡。

我们对收集的这个国内 ALS 家系进行了 SOD1 基因所有 5 个外显子测序，结果发现先证者及家系中所有患者均存在 SOD1 第 2 号外显子一个错义突变 c.125G＞A（pG42D），该突变在家系中与疾病共分离，因此可以判断此错义突变是该 ALS 家系的致病突变。国内曾有学者报道了该突变类型，表型与本家系的患者不完全一致[4]。

八、推荐阅读文献

[1] SU X W, BROACH J R, CONNOR J R, et al. Genetic heterogeneity of amyotrophic lateral sclerosis:

implications for clinical practice and research [J] . Muscle Nerve, 2014, 49 (6): 786-803.

参 考 文 献

［1］ VEHVILÄINEN P, KOISTINAHO J, GUNDARS G. Mechanisms of mutant SOD1 induced mitochondrial toxicity in amyotrophic lateral sclerosis [J] . Front Cell Neurosci, 2014, 8: 126.

［2］ SU X W, BROACH J R, CONNOR J R, et al. Genetic heterogeneity of amyotrophic lateral sclerosis: implications for clinical practice and research [J] . Muscle Nerve, 2014, 49 (6): 786-803.

［3］ AJROUD-DRISS S, SIDDIQUE T. Sporadic and hereditary amyotrophic lateral sclerosis (ALS) [J] . Biochim Biophys Acta, 2015, 1852 (4): 679-684.

［4］ NIU Q, YI Y, SUN X, et al. The G41D mutation in the superoxide dismutase 1 gene is associated with slow motor neuron progression and mild cognitive impairment in a Chinese family with amyotrophic lateral sclerosis [J] . J Neurol Neurosurg Psychiatry, 2016, 87 (7): 788-789.

（冯新红）

病例 27　四肢无力 2 年

一、病史

一般情况：患者男性，13 岁，学生，发病时间 2015 年，就诊日期 2017 年 12 月。

2015 年初患者出现挑食，外院检查发现 CK 波动在 200～400U/L，α- 羟基丁酸脱氢酶（HBDH）200～400U/L，查体可见蹲立动作笨拙。2017 年 6 月家属发现患者进食量少，不爱吃油腻食物，进食后易呕吐，伴大便次数增多，同时逐渐出现行走速度慢，不爱跑跳，当时可爬山，但需中途休息。患者无力症状逐渐加重，2017 年 8 月出现行走后下肢酸痛，需休息约数分钟后可继续行走，爬楼困难，查 CK 304 2U/L，CK-MM 比例 100%，AST 271U/L，LDH 931U/L，外院诊断考虑肌病，给予能气朗 10mg，每日 3 次、甲钴胺片 0.5mg，每日 3 次、叶酸 5mg tid 及维生素 E 烟酸酯 1 粒，每日 3 次，服用药物后家属自觉患者胃肠道症状较前好转，行走速度较前快，耐力好转。2017 年 11 月因再次出现腹泻，开始口服中药，停用当时服用多种维生素，患者自 11 月以来肢体无力症状较前明显加重，行走平路约 500m 后需要休息，蹲下站起费力，不能爬楼，为进一步诊治收入病房。患者自发病以来体重下降约 5kg。

既往史：无特殊。

个人史：足月顺产，否认宫内窒息、产伤史，出生后吮吸进食正常，生长发育节点均正常，自小体育成绩尚可，近 2 年体育成绩差，学习成绩差，否认毒物及放射性物质接触史。

家族史：父母非近亲结婚，大姐 1 岁时去世，原因不详；二姐 5 岁时腹泻、肢体抽搐，外院诊断脑炎，后逐渐出现四肢无力，最终去世。

二、内科系统体格检查

体温 36.6 ℃，脉搏 67 次 /min，呼吸频率 18 次 /min，血压 113/75mmHg。消瘦，余内科查体大致正常。

三、神经系统专科检查

一般情况：神清，对答切题，反应可。

精神智能状态：高级智能粗测正常。

颅神经：面肌、眼肌、舌肌、咀嚼肌力量可，颅神经检查未见异常。

运动系统：双侧胸锁乳突肌、冈上肌、冈下肌、肩胛下肌肌萎缩，翼状肩胛，双侧肱二头肌、肱三头肌、股四头肌欠饱满，低头肌力Ⅳ级，头后仰肌力Ⅲ级，上肢外展、前伸肌力Ⅳ级，屈肘肌力Ⅳ级，伸肘肌力Ⅲ级，腕部及手指肌力Ⅴ级，双下肢屈髋、伸髋肌力Ⅲ级，髋内收、外展肌力Ⅳ级，伸膝肌力Ⅳ级，屈膝肌力Ⅲ级，跖屈肌力Ⅴ级，背屈肌力Ⅳ级，足尖行走可，足跟行走困难；未引出病理征。

感觉系统：四肢深浅感觉对称存在。

反射：四肢腱反射对称可引出。

共济运动：未见异常。

步态：略呈鸭步，Gower 征（＋）。

脑膜刺激征：颈强直（－），Brudzinski 征（－），Kernig 征（－）。

四、入院时神经系统评分

无。

五、辅助检查

患者在外院完善检查结果如下：

血常规未见异常，生化全项：ALT 47.2U/L，AST 93.6U/L，CK 541U/L，LDH 1 034U/L，IgG 6.30g/L，总铁结合力（TIBC）267.7μg/dL；ESR 7mm/h；凝血六项、感染四项（－），尿便常规未见明显异常。

代谢检查：乳酸运动试验：运动前 1.74mmol/L，运动后 5.94mmol/L；空腹血糖4.5mmol/L，餐后 2h 血糖 4.6mmol/L；甲状腺功能（－），同型半胱氨酸 7.32μmol/L。

血尿重金属检查：铜、锌、铅未见显著异常。

基因检查：外周血染色体检查未见异常；多重连接依赖式探针扩增（MLPA）技术

DMD79 个外显子未见缺失或重复突变；MLPA 监测线粒体基因未见突变（3243A＞G、3460G＞A、8344A＞G、8993T＞C、8993T＞G、11778G＞A、14484T＞C）。

超声心动图（UCG）提示二尖瓣前叶冗长，余心脏结构和功能未见明显异常。

胸部、上腹部、颅脑 CT、心电图、心脏 MRI 未见明确异常。

入院后完善相关检查结果如下：

下肢肌肉超声：未见明显异常。

下肢肌肉 MRI：肌纤维未见明显水肿或脂肪增生信号，见图 4-3。

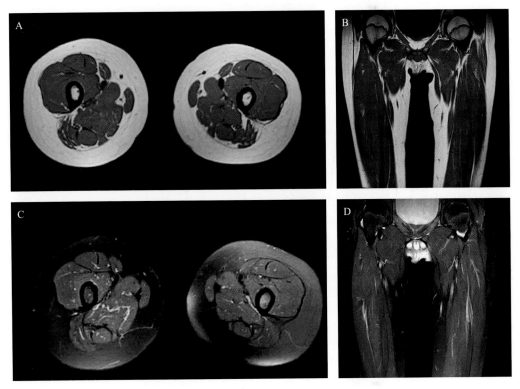

图 4-3　双下肢骨骼肌 MRI，未见显著脂肪增生及水肿信号（A～D）

股四头肌肌活检病理可见肌纤维轻度大小不等，肌纤维内可见空泡及小裂隙，个别肌纤维空泡化，油红 O（ORO）染色可见肌纤维较多脂滴沉积，见图 4-4。

血氨基酸及尿有机酸代谢检查：亮氨酸/异亮氨酸（Leu/Ile）、甲硫氨酸（Met）、脯氨酸（Pro）、色氨酸（Trp）、酪氨酸（Tyr）、苏氨酸（Thr）、缬氨酸（Val）、精氨酸/瓜氨酸（Cit/Arg）增高；C6、C8、C10、C12、C14、C16、C18、C12∶1、C14∶1、C14∶2、C16∶1、C16∶1-OH、C4/C3、C8/C3、C14∶1/C16 增高，提示多种脂酰辅酶 A 升高，提示复合型脂肪酸代谢异常。

完善脂肪酸代谢相关基因检测：ETFDH 基因存在外显子区域发现两处杂合突变（图 4-5、图 4-6）：c.250G＞A（鸟嘌呤＞腺嘌呤），c.1281_1282delAA（缺失突变），导致氨基酸改变 p.A84T（丙氨酸＞苏氨酸），p.I428Rfs*6（移码突变 -6 位后终止），上述两个突变均为目前

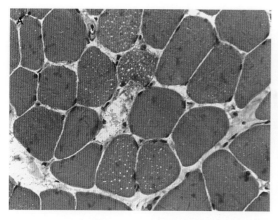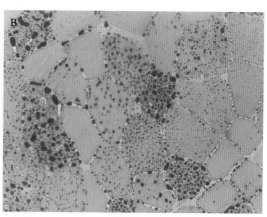

图 4-4　股四头肌肌活检 HE 染色可见肌纤维内小空泡个别肌纤维空泡化，
ORO 染色肌纤维内较多脂滴沉积（A、B）

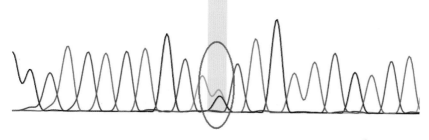

图 4-5　患者 *ETFDH* 基因（chr4：159603421）存在 c.250G＞A 的杂合突变

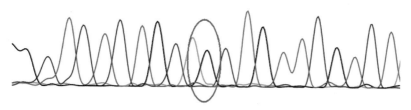

图 4-6　患者 *ETFDH* 基因（chr4：159624739）存在 c.1281_1282delAA 的杂合突变

已知致病突变，通过家系验证，这两个杂合突变基因一条来自父亲，一条来自母亲。

六、诊断和讨论

诊断：脂质沉积性肌病（LSM）多种酰基辅酶 A 脱氢缺陷（MADD）型。

讨论：患者无力，且以近端无力为主，结合肌酶升高及肌电图检查提示肌源性损害，因此定位考虑骨骼肌；患者反复出现腹泻、恶心及呕吐症状，提示消化系统受累。定性诊断：患者骨骼肌受累，考虑肌病，结合患者起病隐袭，无力症状存在运动后加重，休息后缓解等疲劳不耐受现象，且发病过程中无皮疹、发热等，定性考虑代谢性肌病，结合患者消化道受累等骨骼肌外系统受累，还需考虑线粒体肌病等，线粒体肌病主要由于线粒体本身功能障碍导致功能障碍，则全身需能量较高的部位如大脑、肌肉、胃肠道、内耳、视网膜等均可全部或选择性受累，肌活检可见破碎红纤维（RFF）等特征性改变，该患者未见典型病理学改变，因此除外线粒体肌病。结合患者肌肉活检提示肌纤维内脂滴显著增多，诊断提示 LSM，进一步完善血尿有机酸筛查，提示多种脂酰辅酶 A 升高，且基因检测提示脂代谢基因 *ETFDH* 存在杂合突变，最终诊断 LSM（MADD 型）。

七、综述：LSM（MADD 型）

LSM 为病理诊断，即肌肉病理以肌纤维内脂滴明显增多为主要表现。脂肪酸代谢异常使能量产生障碍，引起临床症状，同时不能代谢的脂肪酸堆积在骨骼肌纤维内出现病理所见。临床表现以肌痛、无力等骨骼肌受累症状为主。

经典 LSM 分为四型：原发肉碱缺乏（primary carnitine deficiency，PCD），MADD，中性脂肪酸沉积伴肌病（neutral lipid storage disease withmyopathy，NISDM），中性脂肪酸沉积伴鱼鳞癣（neutral lipid storage disease andichthyosis，NISDI or Chanarin-Dorfman syndrome）。目前尚有少部分 LSM 与极长链脂酰辅酶 A 脱氢酶（very long chain acyl-CoA dehydrogenase，VLCAD）和肉碱棕榈酰转移酶（carnitine palmitoyltransferase Ⅱ，CPT Ⅱ）等其他线粒体内脂肪酸 β 氧化酶缺乏相关。我国 LSM 以 MADD 为主。

MADD 即戊二酸尿症Ⅱ型（Glutaric aciduria type Ⅱ，GA Ⅱ），是一种常染色体阴性遗传病。多数情况下，是由于编码线粒体内电子黄素转移蛋白（electron transfer flavoprotein，ETF）或者是由于电子转移黄素蛋白 - 泛醌氧化还原酶（electron transfer flavoprotein-ubiquinone oxidoreductase，ETF-QO）的基因 *ETFA*、*ETFB* 或 *ETFDH* 发生突变所致[1]。ETF 和 ETF-QO 是链接线粒体内多种黄素蛋白脱氢酶和线粒体呼吸链的中间载体，将脂肪酸 β 氧化和氨基酸等代谢产生的电子进行传递并产生 ATP 的最后通路[2]。

MADD 分为三型，早发型为 1 型和 2 型，1 型伴有先天畸形，2 型不伴有先天畸形，两型多数在出生后 1 周内病情恶化死亡，1 型和 2 型 MADD 患者多为 *ETFDH* 突变或 *ETFA* 突变导致。3 型为成人型，临床以 LSM、无酮症性低血糖、乳酸酸中毒及肝脾受累为主[3, 4]。

临床表现：MADD 可出现各种形式的起病方式，急性起病相对少见，多有恶心呕吐、饥饿、过量运动等诱因。大部分患者为慢性隐袭起病，病情呈波动性进展，部分可自发缓解，在慢性进展过程中，由于恶心呕吐、剧烈运动或者饥饿等事件后，可出现病情的急剧加重，这是较为典型的起病及病程特点。而既往文献也报道，起病年龄越小，临床症状越重[5]。临床以运动不耐受最为常见，无力累及范围以四肢近端、颈肌和咀嚼肌为主，多数患者病情达峰期出现咀嚼肌受累，表现为咀嚼肌疲劳不耐受或咀嚼时出现疼痛。呼吸受累在 LSM 中比例较少，多数为轻度受累，LSM 的消化道症状较为突出，特征性表现为青春期（病前）出现的周期性呕吐（cyclical vomiting syndrome，CVS）及病程中伴发的恶心呕吐，少数表现为腹痛、腹泻。一项针对 CVS 的研究发现，0.44% 的患者为脂肪酸氧化障碍导致（VLCAD 缺乏）[6]，而一些 MADD 的大宗报道中也有较多患者出现 CVS[7]，因此消化道症状是脂肪酸代谢异常较为常见的临床表现。多数患者病后体重短期内出现明显下降是另一突出的临床特征，恶心呕吐为原因之一，另一方面，当脂肪酸 β 氧化障碍时，机体产能需其他代谢通路代偿，如糖酵解途径等，在 LSM 患者中，可能出现了蛋白质代偿性分解的情况，所以出现体重的急剧下降。

　　血肉碱和尿有机酸的测定在 LSM 的诊断中极为重要。如游离肉碱显著降低示（P0＜5μmol/L）提示原发肉碱缺乏，而酰基肉碱谱异常则示脂肪酸 β 氧化障碍，如 MADD、VLCAD 等。*ETFDH* 突变导致 ETF-QO 功能异常，可令多种酰基辅酶 A 脱氢酶（ACADHs）、琥珀酸脱氢酶（SDH）和二甲基甘氨酸脱氢酶（DMGDH）向呼吸链传递电子的过程受损，导致脂肪酸 β 氧化、支链氨基酸及胆碱代谢障碍[11]。血酰基肉碱谱和尿有机酸是诊断 MADD 或 GA Ⅱ 的重要辅助检查。尿有机酸以 C5～C10 双羧酸尿、己酰甘氨酸及其他短链甘氨酸轭合物升高为主（即 GA Ⅱ 型），血酰基肉碱以中长链 C6～C12 脂酰肉碱水平升高为主（即 MADD 型）。而 MADD 患者也可出现继发性游离肉碱的下降。但近期尚有报道显示，少数基因确诊的 MADD 患者血肉碱谱和尿有机酸正常[8]，对于这部分患者，遗传分子学基因分型就显得十分重要。

　　ETFDH 编码 ETF-QO 蛋白，是晚发型即 3 型 MADD 中最常见突变基因[9]。国外报道 3 型 MADD 的临床异质性很大，包括感染、饥饿或运动诱发的无酮性低血糖、脑病、代谢性酸中毒、高血氨、肝大、周期性呕吐和脂质沉积性肌病等，少数患者还可出现脑白质病变。我国晚发型 MADD 主要表现为 LSM。个别出现横纹肌溶解[10]。

　　文献报道 MADD 患者，可出现肌源性损害，也可出现肌源性混合神经源性损害的改变，个别患者，即使有较为严重的横纹肌溶解，肌电图也仅出现轻微异常[10]，因此在肌酶增高，无力症状突出，但肌电图表现轻微的患者，需考虑该病的可能。

　　1972 年，Engel 诊断的第一例 LSM，对激素治疗反应很好。LSM 对激素敏感的机制目前尚不清楚，Olsen 等[9]在 2007 年证实，多数核黄素反应性 LSM 是由于 *ETFDH* 突变导致的 MADD 型。而该情况也在国内得到证实[5, 8]。国内晚发型 MADD 多数为核黄素敏感型，服用核黄素可增加 *ETFDH* 突变者成纤维细胞内黄素腺嘌呤二核苷酸（FAD）、黄素单核苷酸（FMN）含量，同时增加线粒体内许多酶的活性，国外推荐维生素 B_2 治疗剂量在 100～400mg/d，LSM 患者多数对补充维生素 B_2 有"戏剧性"的反应，甚至部分仅患者服用很小剂量的维生素 B_2，也呈现出突出效果，部分患者长期口服维生素 B_2 维持，基本可杜绝临床症状再次波动加重。

　　该例患者确诊后加用维生素 B_2 20mg 每日 3 次口服约 1 周后患者体重增加约 1.5kg，然后出院随访，目前长期口服维生素 B_2，尽量减少饥饿、发热、剧烈运动等诱因，患者未在出现疲劳不耐受及恶心呕吐腹泻等情况，体重已增加 5kg，恢复正常学习及一般体育活动。

八、推荐阅读文献

［1］WEN B, DAI T, LI W, et al. Riboflavin-responsive lipid-storage myopathy caused by ETFDH gene mutations [J] . J Neurol Neurosurg Psychiatry, 2010, 81 (2): 231-236.

参 考 文 献

［1］ZHAO Z N, BAO M X, MA G T, et al. A case of late-onset riboflavin responsive multiple acyl-CoA dehydrogenase deficiency with novel mutations in ETFDH gene [J] . CNS Neurosci Ther, 2012, 18 (11): 952-954.

［2］ASH D B, PAPADIMITRIOU D, HAYS A P, et al. A novel mutation in PNPLA2 leading to neutral lipid storage disease with myopathy [J] . Arch Neurol, 2012, 69 (9): 1190-1192.

［3］SONG Y, SELAK M A, WATSON C T, et al. Mechanisms underlying metabolic and neural defects in zebrafish and human multiple acyl-CoA dehydrogenase deficiency (MADD) [J] . PLoS One, 2009, 4 (12): e8329.

［4］ANGLE B, BURTON B K. Risk of sudden death and acute life-threatening events in patients with glutaric acidemia type Ⅱ [J] . Mol Genet Metab, 2008, 93 (1): 36-39.

［5］LAN M Y, FU M H, LIU Y F, et al. High frequency of ETFDH c.250G＞A mutation in Taiwanese patients with late-onset lipid storage myopathy [J] . Clin Genet, 2010, 78 (6): 565-569.

［6］LI B U, MURRAY R D, HEITLINGER L A, et al. Heterogeneity of diagnoses presenting as cyclic vomiting [J] . Pediatrics, 1998, 102 (3 Pt 1): 583-587.

［7］WEN B, DAI T, LI W, et al. Riboflavin-responsive lipid-storage myopathy caused by ETFDH gene mutations [J] . J Neurol Neurosurg Psychiatry, 2010, 81 (2): 231-236.

［8］WANG Z Q, CHEN X J, MURONG S X, et al. Molecular analysis of 51 unrelated pedigrees with late-onset multiple acyl-CoA dehydrogenation deficiency (MADD) in southern China confirmed the most common ETFDH mutation and high carrier frequency of c.250G＞A [J] . J Mol Med (Berl) , 2011, 89 (6): 569-576.

［9］OLSEN R K, OLPIN S E, ANDRESEN B S, et al. ETFDH mutations as a major cause of riboflavin-responsive multiple acyl-CoA dehydrogenation deficiency [J] . Brain, 2007, 130 (Pt 8): 2045-2054.

［10］ROSENBOHM A, SÜSSMUTH S D, KASSUBEK J, et al. Novel ETFDH mutation and imaging findings in an adult with glutaric aciduria type II [J] . Muscle Nerve, 2014, 49 (3): 446-450.

［11］VOCKLEY J. Glutaric aciduria type 2 and newborn screening: commentary [J] . Mol Genet Metab, 2008, 93 (1): 5-6.

（李秀丽）

病例 28　进行性皮下褐色斑，四肢近端无力 2 月余

一、病史

一般情况：患者女性，34 岁，发病时间 2017 年 9 月。

现病史：2 月前患者无明显诱因出现四肢近端无力，进行性加重，无波动性。蹲下起立困难，双上肢抬举受限，大腿和上臂肌肉轻微疼痛感，伴双腋下褐色斑。无体重下降，

无眼干、口干、光敏等。

既往史：既往体健，无特殊，发病前咳嗽病史，否认相关家族史，否认药物过敏史。

个人史：久居北京，无毒物及特殊药物服用史。

家族史：无特殊。

二、内科系统体格检查

体温 36.5 ℃，脉搏 101 次 /min，呼吸频率 20 次 /min，血压 120/73mmHg。全身未见皮疹，肝脾不大，余心肺腹检查未见异常。

三、神经系统专科体格检查

一般情况：神清语利，对答切题，高级智能粗测未见异常。

颅神经：双眼动充分，双瞳孔等大等圆，直径 3mm，对光反射存在，未及眼震，双面纹对称，伸舌居中。

运动系统：四肢肌张力可，双上肢近端肌力Ⅲ级，远端Ⅴ级，双下肢近端肌力Ⅱ＋级，远端Ⅴ级。双侧腱反射可对称引出。

感觉系统：双侧深浅感觉对称存在。

共济检查：双侧指鼻稳准。

病理征：Babinski 征（－），Pussep 征可疑阳性。

脑膜刺激征：颈强直（－）。

四、入院后辅助检查

血常规：WBC 14.28×10^9/L↑，PLT 486.00×10^9/L↑，NEUT 8.99×10^9/L↑，LYM 3.87×10^9/L↑，PMN 1.12×10^9/L↑，嗜碱性粒细胞绝对值 0.08×10^9/L↑。尿便常规未见异常。

肝功能全项：ALT 426.6U/L↑，AST 297.8U/L↑，总胆红素（TBil）4.90μmol/L↓，LDH 1297U/L↑。

CK 7 234U/L↑，Mb 2 156ng/mL↑，CK-MB ＞600.0ng/mL↑。

感染相关：术前感染八项、TORCH（十项）（血）：风疹病毒 IgG 抗体阳性，巨细胞病毒 IgG 抗体阳性，单纯疱疹病毒 1 型 IgG 抗体阳性，EB 毒抗体未见异常。

代谢相关检查：甲状腺功能五项：促甲状腺激素 4.592mU/L↑。Hcy 15.06μmol/L↑。

免疫筛查：ESR 28mm/h↑。ANA（间接免疫荧光法）阳性，颗粒型 1∶160，胞浆型 1∶160。肌炎相关抗体：信号识别颗粒（SRP）抗体阳性。

肺 CT 提示：胸腺区及上纵隔、锁骨上窝、双侧腋下多发结节——淋巴瘤待除外？建议进一步检查。

浅表淋巴结超声检查提示：双侧颈部可见多发肿大淋巴结，淋巴门结构不清，形态正常，大者约 1.8cm×0.8cm，CDFI：可见规则门样血流信号。右侧腋下可见多发肿大淋巴结，大者约 1.5cm×0.7cm，结构正常，左侧腋下未见肿大淋巴结。双侧锁骨上区未探及肿大淋巴结。提示双侧颈部及右侧腋下多发肿大淋巴结（反应性增生）。

肌肉 MRI：提示两侧大腿肌群多发、对称性肌肉水肿，见图 4-7。

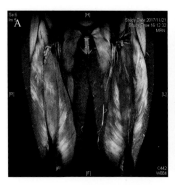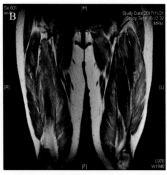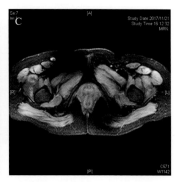

图 4-7　肌肉 MRI 提示两侧大腿肌群多发、对称性肌肉水肿（A～C）

肌肉病理检查结果提示：光镜检查：肌纤维明显大小不等并普遍呈钝圆，散在一些小圆形肌纤维，未见束周萎缩，个别肌纤维明显肥大，散在许多坏死肌纤维伴吞噬现象，局部可见斑片状肌纤维坏变，肌内膜及束膜轻度增厚，肌内膜散在小灶性单个核炎症细胞浸润，个别中心可见小血管。免疫组织化学染色：肌内膜及束膜可见散在许多 CD4+细胞，CD68+细胞，一些灶性 CD8+细胞分布于肌内膜下，个别进入肌纤维，偶见 CD20+细胞，多数肌纤维膜 MHC-1 表达明显增加，抗 C5b-9 抗体染色：散在个别肌纤维均质阳性染色剂个别小血管阳性染色。

五、诊断和讨论

诊断：坏死性肌病（NAM）抗 SRP 阳性。

讨论：定位诊断：患者四肢近端无力，肌力下降，不伴明确腱反射活跃及病理征，无明显肌肉萎缩等，不伴感觉障碍，定位于脊髓前角运动神经及其下行传导通路，患者病程无波动性，目前不考虑神经肌肉接头病变，结合肌电图提示肌源性损害，血生化提示肌酶升高，目前定位于肌肉；定性诊断：患者青年女性，主要表现为进行性四肢近端无力，查体可见四肢近端肌力减退，呈下运动神经元损害表现，肌电图检查可见肌源性损害，肌酶明显升高，从病程上考虑肌炎诊断，患者 SRP 抗体阳性，是 NAM 常见抗体之一，主要临床特点为临床肌无力症状重、肌酶高、消耗症状突出等，病理以散在坏死和新生为主。该患者肌肉 MRI 提示两侧大腿肌群多发、对称性肌肉水肿，肌肉萎缩和纤维化暂不明显，考虑与其病程较短相关。予丙种球蛋白 0.4g·kg^{-1}·d^{-1}×5d 治疗，醋酸泼尼松 60mg 口服治疗，动态监测 CK、Mb、肝肾功能等。

鉴别诊断：

1. 包涵体肌炎：是一种特发性炎症性肌病，男性多见，通常在 50 岁左右起病，出现下肢渐进性无痛性肌无力和肌萎缩，然后上肢也出现，远端肌无力不如近端明显，通常双侧不对称，也可选择性累及部分肌肉，数月或数年后发展到其他肌群，疾病呈进行性，早期伴膝反射减退，吞咽困难较常见，血清 CK 水平正常或轻度升高，肌组织检查可见肌纤维结构异常炎症性改变，确诊可见免疫组化发现变性肌纤维胞质和胞核中空泡形成等改变，该患者病史及一般特点不符合，入院后可完善相关检查，必要时完善肌活检进一步明确。

2. 代谢性肌病：如糖原累积病，脂质沉积病等，可有家族史，逐渐进行性加重病程，可伴有全身改变，该患者既往否认相关家族史及全身其他部位等合并症状。

六、综述：NAM

NAM 是一组亚急性或隐匿性起病的肌病，可由他汀类药物、病毒感染、肿瘤或免疫异常而诱发。随着对 NAM 的逐渐认识，NAM 和 PM、DM 及包涵体肌炎等，一起被归为炎性肌病（idiopathicinflammatory myopathies，IIM）。

NAM 虽然有其独特的病理、病理生理过程，与其他三类 IIM 存在差异，但在临床表现上却有诸多相似之处：①亚急性或隐匿病程；②中青年多见，男女比例为 1∶2；③多为对称性近端肌无力，严重可出现球麻痹，眼肌无受累，无皮肤损害；④肌酶中重度升高，肌电图呈肌源性损害；⑤肌肉活检示肌细胞坏死、变性，巨噬细胞浸润，血管周围补体沉积，无炎性细胞浸润，无束周萎缩。NAM 在临床表现为亚急性病程，较 PM、DM 而言，起病更急，病程更短，进展性加重，可出现中重度肢体无力及萎缩，肢带肌及骨盆带肌均有累及，重症患者可出现吞咽困难、饮食呛咳等球麻痹及呼吸肌麻痹等症状，及类横纹肌溶解表现。部分患者可出现明显的肌肉疼痛，肌痛并非诊断必备条件。和其他类型的 IIM 一样，NAM 亦会累及其他系统，出现间质性肺炎、自身免疫性疾病、肿瘤及心脏疾病，肿瘤等伴发比例较 DM 相对更低。体格检查方面，突出表现为肌力下降，深浅感觉未受累及，四肢反射降低，重症者可出现腱反射无法引出。

NAM 的肌酶多显著升高，波动在 8 000～15 000U/L。NAM 的病理表现为肌纤维坏死，肌细胞及毛细血管周均无炎症细胞浸润，肌纤维上 MHC-1 分子表达缺失，并出现毛细血管壁增厚，呈烟斗样改变。在抗 SRP 相关 NAM 中，肌间隙结缔组织增生，毛细血管扩大、增厚，且数量较少。在他汀药物相关 NAM 中，非坏死肌纤维周 MHC-1 分子表达上调，攻膜复合物异常沉积。

免疫抑制剂是 NAM 的主要治疗之一。相较于 DM 及 PM，NAM 的治疗更加困难，对免疫抑制剂反应更不敏感，在肿瘤及他汀类药物所致疾病中尤甚。糖皮质激素是 NAM 的一线治疗药物。对于轻度可进行口服强的松治疗，对于重症患者，多采用静脉注射甲基强的松龙。均为逐渐减量，且重症患者更应缓慢减量。多数患者激素治疗后症状得到控制，2～3 个月肌力可有明显缓解。

部分 NAM 给予单纯激素治疗不能有效控制。如 3～6 个月的激素治疗仍不能有效缓解临床症状，或在激素治疗同时再发肌肉无力或进行性肌酶升高等，可考虑加用其他免疫抑制剂，如甲氨蝶呤、硫唑嘌呤或新型免疫抑制剂等。对于治疗效果不佳及重症患者，丙种球蛋白也具有积极治疗意义。如使用激素后，出现严重并发症，如过度肥胖、高血压病、糖尿病、骨质疏松等，也可考虑使用二线药物治疗。利妥昔单抗、他克莫司、环磷酰胺、霉酚酸酯、环孢霉素、依那西普是治疗的三线药物。抗 SRP 抗体相关 NAM 多对激素治疗效果欠佳，利妥昔单抗是有效的治疗之一。

七、推荐阅读文献

[1] BERGUA C, CHIAVELLI H, SIMON J P, et al. Immune-mediated necrotizing myopathy [J]. Z Rheumatol, 2016, 75 (2): 151-156.

（冯新红）

病例 29　进行性左眼眶肿胀疼痛 5 个月，加重伴复视 2 周

一、病史

一般情况：患者女性，40 岁，就诊日期 2017 年 11 月 13 日。

现病史：患者 5 月多前外伤后出现左侧眼眶周围疼痛，呈持续性中度胀痛，无头痛及恶心呕吐，当时未予重视及处理。2 周多前逐渐出现左侧眼睑下垂，伴有眼睑周围皮下淤血，视物有重影。无恶心呕吐及视力下降。无发热及肢体抽搐。于当地医院就诊，考虑眶后病变，予以输液治疗（具体不详），病情无明显改善。为求进一步诊治，收入我科进一步诊断及治疗。起病以来，患者饮食正常，睡眠欠佳，大小便正常，体重无明显减轻。

既往史：无特殊。

个人史：原籍内蒙古出生，一直生活在内蒙古牧区；接触牛羊。

月经婚育史：适龄结婚，育有子女及配偶体健。

家族史：无家族性遗传病、传染病史，无冠心病早发家族史，无高血压家族史，无糖尿病家族史。

二、内科系统体格检查

体温 36.5 ℃，脉搏 75 次 /min，呼吸频率 20 次 /min，血压 90/60mmHg。内科系统检查：左侧眼睑下垂，睑裂 0mm，眼睑皮下淤血；左侧眼球略外凸，余内科系统检查未见异常。

三、神经系统专科体格检查

一般情况：意识清，精神可，言语流利。记忆力、定向力、理解力可。

颅神经：左侧眼睑下垂，睑裂 0mm，眼睑皮下淤血；左眼上下视活动受限，有复视，水平视活动可。左侧瞳孔直接及间接对光反射减弱；听力双侧对称，左侧面部感觉减退，双侧面纹对称，伸舌居中。

运动系统：四肢肌力 Ⅴ 级，肌张力正常，双侧腱反射（＋＋＋），双侧病理征阴性。共济运动大致正常。

脑膜刺激征：颈强直（－）。

四、辅助检查

常规检查：生化全项：IgA 5.413g/L↑，前白蛋白（PA）133.9mg/L↓，sdLDL-C 0.220mmol/L↓，血清铁 25.4μg/dL↓，血清铁饱和度 8.09%↓，血清载脂蛋白 B 0.531g/L↓，血常规：WBC $7.02×10^9$/L，RBC $4.64×10^{12}$/L，Hb117.00g/L，平均红细胞体积 75.60fL↓，PLT $244.00×10^9$/L。

感染：ESR 16mm/h，布氏杆菌凝集实验：阳性。IgG4 未见异常。

颅脑动脉＋颈动脉 CT 血管成像（增强）左眼肌锥间隙内可见梭形软组织密度影，左眼上直肌、下直肌增厚，左侧眼眶骨质局部吸收变薄。左侧眼睑增厚。颅脑动脉、颈动脉未见明显异常。左眼肌锥间隙内软组织密度影，伴眼外肌增粗，建议进一步检查。头颅 MRI 强化结果提示左眼上、下及外直肌异常增粗强化，见图 4-8。

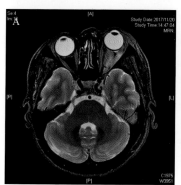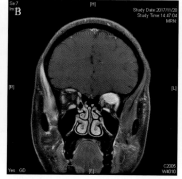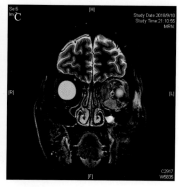

图 4-8　头颅 MRI 强化结果提示左眼上、下及外直肌异常增粗强化（A～C）

五、诊断和讨论

诊断：眼眶肌炎。

讨论：定位诊断：患者左侧眼肌活动受限伴疼痛，影像见左眼上、下及外直肌异常信号，考虑定位于左侧眼眶肌肉。定性诊断：患者中年女性，既往有左侧面部外伤病史，此次表现为亚急性起病的左侧海绵窦综合征，颅脑 MRI 未见海绵窦病变。头颅 MRI 强化结果提示左眼上、下及外直肌异常增粗强化，首先考虑炎症可能。

六、综述：眼眶肌炎

眼眶肌炎是一种主要涉及眼外肌的非感染性炎症反应，发病人群为青、中年人，其中女性发病率高于男性。该病的发病机制尚不明确，目前主要认为与自身免疫反应、感染、手术、外伤、临近软组织感染相关。近年亦有研究结果显示眼眶肌炎可能为 IgG4 相关系统疾病中的一部分。IgG4 相关系统性疾病可累及多器官，包括泪腺、唾液腺、胰腺、肠道、肾等。该患者有慢性结肠炎病史，结合此次出现眼眶肌炎，考虑极可能为 IgG4 相关系统疾病。眼眶肌炎多呈急性或亚急性起病，典型表现为单侧痛性眼肌麻痹伴有眼眶局部炎症反应，这种疼痛多在眼球活动时加重。眼眶肌炎眼肌受累以内直肌最常见，其次是上直肌、外直肌，少有上斜肌及下直肌受累；此外，眼眶肌炎患者可仅表现为单独提上睑肌受累，但较少见。眼眶 MRI 检查对眼眶肌炎诊断有较高价值，典型特点为 MRI 平扫时可见眼外肌增粗、肥大，且多位于肌腹、肌腱连接处，增强扫描可见眼眶周围软组织及眼外肌明显强化，但视神经不受累。部分眼眶肌炎患者症状可自行缓解，但早期和适当的药物治疗可加快缓解过程，并减少并发症的发生。眼眶肌炎的治疗主要为糖皮质激素，在病初应用糖皮质激素后症状迅速缓解被认为是眼眶肌炎的诊断标准之一。治疗方案可为口服泼尼松 $1mg \cdot kg^{-1} \cdot d^{-1}$，持续 2 周，随后的 6～12 周内逐渐减停；有患者按体重 1mg/kg 口服泼尼松持续 1 个月或应用静脉注射甲泼尼龙（500～1 000mg/d）亦获得较好疗效。另有研究指出可依据眼眶肌炎发作次数及严重程度选择糖皮质激素用量，如单次病变或程度较轻者可给予泼尼松 20mg 口服作为主要治疗，如存在多次或双侧眼外肌受累，可给予泼尼松 40～60mg 作为主要治疗方案。眼眶肌炎需与甲状腺眼病、海绵窦炎、海绵窦动静脉漏、眼眶蜂窝织炎、眼眶肿瘤等相鉴别，其鉴别要点主要为甲状腺功能及相关自身抗体检测、颅脑尤其颅底及眼眶 MRI 影像学检查。

七、推荐阅读文献

[1] COSTA R M, DUMITRASCU O M, GORDON L K. Orbital myositis: diagnosis and management [J] . Curr Allergy Asthma Rep, 2009, 9 (4): 316-323.

（冯新红）

病例 30　双上肢无力 1 年

一、病史

一般情况：患者男性，60 岁，农民，入院时间 2017 年 4 月 1 日。

患者 1 年前劳动时腰部扭动后，突发双上肢乏力，右侧为著，持物困难，症状持续，并感间断胸闷、气短，活动后明显。无明显晨轻暮重表现。9 个月前就诊于当地医院，具体诊断不详，行针刀治疗；治疗后自觉双手乏力症状有所缓解，可持物，但未恢复正常。但仍间断出现胸闷、气短、呼吸费力表现，多于活动劳累后出现，经休息可缓解，未系统诊治，日常生活无明显受限。10 天前患者自觉行走短距离后出现胸闷加重，呼吸困难，并双手无力，右侧明显，仍可抬举，但持物困难，行走无明显异常，无心前区及后背部疼痛等症状，急诊至我院。

既往史：高血压病史 6 年，血压最高 180/120mmHg，平日自服利血平 1 片，每日 1 次控制血压；自觉气短 1 年，家属诉于当地医院完善心肺相关检查均提示无异常（未见相关检查资料）。腰椎间盘突出症病史，2016 年 3 月于当地医院行手术治疗。

个人史：生于并长期居住于原籍，无毒物及特殊药物服用史；吸烟史 30 年，每天约 20 支，已戒烟 1 年；少量饮酒。

婚育史：适龄结婚，育有 1 子 1 女，配偶患糖尿病，子女体健。

家族史：高血压家族史，余无特殊。

二、内科系统体格检查

体温 36.9 ℃，脉搏 94 次 /min，呼吸频率 20 次 /min，血压 149/87mmHg。双肺呼吸音清，未及干湿性啰音及胸膜摩擦音。心率 94 次 / min，心律齐，未及病理性杂音及额外心音。腹部查体未见明显异常。

三、神经系统专科检查

一般情况：意识清，言语欠清晰。

精神智能状态：记忆力、计算力、理解力粗测正常。

脑神经：双侧瞳孔等大等圆，光反射灵敏，双眼睁眼闭眼有力，口角无明显偏斜，伸舌居中，余颅神经查体未见明显异常。

运动系统：四肢肌肉萎缩，可见散在肌束震颤，双上肢近端肌力Ⅲ级，远端肌力Ⅳ级；双下肢近端肌力Ⅴ级，远端肌力Ⅴ级。

感觉系统：双侧深浅感觉对称存在。

反射：双侧腱反射未引出，双侧病理征阴性。

共济运动：尚可。

步态：正常。

脑膜刺激征：颈强直（－），Brudzinski 征（－），Kernig 征（－）。

四、入院时神经系统评分

NIHSS 评分 0 分。

五、辅助检查

血液学检查：血气分析：pH 值 7.318↓，二氧化碳分压（$PaCO_2$）91.3mmHg↑，氧分压（PaO_2）164.8mmHg↑，碳酸氢根浓度（HCO_3^-）45.8mmol/L↑，钠离子 134.1mmol/L↓，钾离子 3.26mmol/L↓。血常规：WBC $9.29×10^9$/L，RBC $4.19×10^{12}$/L↓，Hb 125.00g/L↓，PLT $201.00×10^9$/L，NEUT% 77.70%↑，CRP 18mg/L↑。ANA（间接免疫荧光法）阳性，核仁型 1∶160，胞质型 1∶160 余血液学检查未见异常。其余自身免疫抗体结果（包括 ENA、ANCA、dsDNA 等）阴性；肿瘤标志物未见异常。

新斯的明试验：给予分别肌注阿托品 0.5mg 和新斯的明 1.5mg，连续观察 2h，患者无力症状无改善。

腰穿：常规：外观无色透明，WBC 1/HPF，RBC 0/HPF，脑脊液生化：Glu 5.95mmol/L↑，Cl104mmol/L↓，Pro 269mg/L，IgG 21.000mg/L。脑脊液涂片、脑脊液抗酸、墨汁、细菌＋真菌培养、TB-SPOT、TORCH 均未见异常；送检脑脊液副肿瘤抗体谱、NMDAR 抗体谱及 AQP-4 抗体谱均阴性。

头颅 CT：脑白质轻度脱髓鞘改变。

胸部 CT：双肺轻度胸膜下肺气肿、左肺下叶背段少许炎症、右肺下叶少许索条。

肌电图：广泛神经源性损害。神经传导速度（NCV）未见异常。肌电图提示静息状态双侧三角肌、拇短展肌、胫前肌、股四头肌、左侧 T11 及 T10 脊旁肌可见大量溢出自发电位。轻收缩左侧股四头肌、三角肌 MUAP 可见时限增宽，余所检肌肉 MUAP 时限及波幅未见异常。大力收缩募集向右侧胸锁乳突肌、右侧拇短展肌、双侧三角肌呈单纯相，右侧股四头肌、右侧胸锁乳突肌呈混合相，其余所检肌肉呈干扰相。RNS 未见高频递增或低频递减。神经传导检查未见传导阻滞。

六、诊断和讨论

诊断：1. 运动神经元病
　　　2. 进行性肌肌萎缩

讨论：患者为老年男性，慢性病程，主要表现为肌肉萎缩、乏力，肌束震颤，活动后胸闷、呼吸费力，查体双上肢肌力明显下降，四肢肌肉萎缩，可见双侧胫前肌、鱼际肌明显萎缩、菲薄，四肢腱反射明显减低到不能引出，散在肌束震颤表现，且查体未见病理征及感觉异常，定位诊断考虑下运动神经元病变，即脊髓前角运动细胞到周围神经运动支病变可能。患者同时存在胸闷、呼吸费力表现，考虑为呼吸肌受累，也可以用下运动神经元受累解释。但患者病程中存在症状波动，疲劳不耐受表现，需考虑神经肌肉接头病变，患者新斯的明试验未见阳性、RNS 检查未见异常，结合病史及新斯的明实验等结果考虑可基本除外神经肌肉接头病变可能。结合患者肌电图检查示广泛神经源性损害；NCV 未见异常；静息状态双侧三角肌、拇短展肌、胫前肌、股四头肌、左侧 T11 及 T10 脊旁肌可见大量溢出自发电位；考虑运动神经元病诊断明确。患者中年以后起病，无家族史，慢性病程，隐袭起病，缓慢进展加重，四肢肌萎缩伴散在的肌束震颤，以及广泛而突出的下运动神经元受损表现的临床特点，定性诊断首先考虑下运动神经综合征中的进行性肌萎缩（progressive muscular atrophy，PMA）。此为运动神经元病的一种临床亚型。

七、综述：运动神经元病

概述：运动神经元病是一组病因未明的选择性侵犯脊髓前角细胞、脑干运动神经元、皮层锥体细胞及锥体束的慢性进行性神经变性疾病。临床表现为肢体的上、下运动神经元瘫痪共存，而不累及感觉系统、自主神经、小脑功能为特征。

流行病学：发病率为每年 1/10 万～3/10 万，患病率为每年 4/10 万～8/10 万。由于多数患者于出现症状后 3～5 年内死亡，因此，该病的患病率与发病率较为接近。运动神经元病病因尚不清楚，一般认为是随着年龄增长，由遗传易感个体暴露于不利环境所造成的，即遗传因素和环境因素共同导致了运动神经元病的发生。

临床表现：运动神经元病的临床特征为上、下运动神经元受损的症状和体征并存，表现为肌无力、肌萎缩与锥体束征的不同组合，而感觉和括约肌功能一般不受影响。本病的临床表现和进展存在较大的异质性，多数患者在出现症状后 3～5 年内因呼吸肌受累导致呼吸麻痹或继发肺部感染而死亡。根据临床表现的不同，运动神经元病一般可以分为以下四种类型[1]。

1．ALS：多于 40～60 岁隐袭发病，单侧或双侧上、下肢无力、肌肉挛缩、肌束颤动以及萎缩。早期多为上肢无力。具有典型上、下神经元损害的特征，同时可影响颈、舌、咽、喉而出现延髓麻痹症状，最后躯干和呼吸肌受累，危及生命。即使病程很长，病情很重，患者始终无感觉障碍。

2．PMA：大多数患者一侧或双侧手部肌群无力和萎缩，可见肌束颤动，肌张力减低，腱反射减弱或消失，严重者呈爪形手。肌萎缩和肌无力可向上发展，感觉神经不受累，少数患者下肢可出现症状。

3．进行性延髓麻痹（progressive bulbar palsy，PBP）：以逐渐加重的延髓麻痹症状首发，表现为吞咽困难，饮水呛咳、言语含糊，咳嗽无力，甚至呼吸困难。同时或稍后出现躯体运动神经元受损的症状和体征。

4．原发性侧索硬化（primary lateral sclerosis，PLS）：成人起病，病程进展缓慢，常先侵犯下胸段的皮质脊髓束，出现双下肢无力、僵硬、行走时呈痉挛步态，逐渐累及双上肢。四肢肌张力增高，病理体征阳性。

神经电生理检查：神经电生理检查是 ALS 诊断中非常关键的辅助检查手段。肌电图可确定下运动神经元的损害，在临床上尚未受累的区域尤为重要。故临床上怀疑 ALS 的患者要寻找 4 个部位（球部、颈、胸、腰骶）的临床证据。最常见神经电生理异常是肌束颤动和自发电位（纤颤电位和正锐波），代表运动神经元的进行性丢失，即急性损害；小力收缩时出现巨大电位（时限增宽、波幅增大）、多相电位，大力收缩时出现单纯相提示运动神经再支配，即运动神经元的慢性损害[2]。

影像学表现：运动神经元病患者影像学无特殊表现，部分患者可合并额颞叶痴呆，表现出额颞叶萎缩的情况，此外，影像学经常作为鉴别诊断的手段，头颅及颈部 MRI 检查可除外颈椎病。

脑脊液检查特点：基本正常。部分进展迅速的患者可出现非特异性脑脊液蛋白升高的情况。

神经病理学特点：最显著的特征是运动神经元选择性丢失。大脑运动皮质区的大锥体神经元数量减少，高尔基染色可见皮质神经元稀疏，轴突变短、断裂和紊乱。在其相邻的皮质，包括运动前区、感觉皮质和颞叶皮质也可见到神经元胞体萎缩和数量减少。脊髓前角运动神经元和脑干的运动神经元明显减少。脊髓前角的运动神经元受累呈散在或局灶分布，受累神经元的轴突和树突皱缩，神经突起变小。在残留神经元中，可以见到不同时相的变性现象，包括中央染色体溶解、空泡形成、噬神经细胞现象以及神经细胞模糊不清等。延髓以下的包括皮质脊髓束在内的神经纤维髓鞘分解脱失。脊髓髓鞘染色显示，皮质脊髓侧束和前束脱髓鞘改变。脑干运动神经核中主要累及舌下神经、舌咽神经、迷走神经和副神经核等核团，而眼外肌运动核和支配膀胱、直肠括约肌的腰骶 Onuf 核一般不受累[3]。

治疗：目前，尚无可以治愈 ALS 的药物，对于 ALS 患者的综合治疗和护理在治疗上具有重要的意义。目前证明可能有效的药物治疗：力鲁肽、依达拉奉。

八、推荐阅读文献

［1］蒋雨平. 运动神经元病［J］. 中国临床神经科学，2014，22（6）：663-665，671.
［2］樊东升，张俊，邓敏，等. 肌萎缩侧索硬化／运动神经元病的基础与临床研究［J］. 北京大学学报（医学版），2009，41（3）：279-281.

参 考 文 献

［1］樊东升，张俊，邓敏，等. 肌萎缩侧索硬化／运动神经元病的基础与临床研究［J］. 北京大学学报（医学版），2009，41（3）：279-281.
［2］郭小蓝，肖芝豹. 34 例运动神经元病的肌电图与神经电图分析［J］. 实用医技杂志，2008，15（17）：2229-2229.
［3］ROTHSTEIN J D. Current hypotheses for the underlying biology of amyotrophic lateral sclerosis [J] . Ann Neurol, 2009, 65 Suppl 1: S3-9.

（黄　丽）

第 5 章 遗传代谢性疾病

病例 31 言语不清 3 年，走路不稳 1 年

一、病史

一般情况：患者女性，42 岁，银行普通职员，入院时间 2018 年 10 月 19 日。

患者 3 年前（2015 年 5 月）逐渐出现言语不清，声音变小，伴有左侧面部麻木，就诊于当地医院，头颅 MRI 示多发脑白质病变，"多发性硬化"可能；遂住院治疗，当时记录的查体：双眼水平眼震，构音不清，余无阳性体征。行血常规、生化、ERS、免疫均未见异常；腰穿颅内压正常，脑脊液常规、生化均正常，血及脑脊液 AQP4 抗体阴性；VEP、BAEP 均正常；复查头颅 MRI 平扫加增强显示脑内多发缺血变性、梗塞灶？给予营养神经及改善循环治疗后患者左侧面部麻木缓解，言语不清自觉有所好转但未恢复到病前水平。2 年前（2016 年 3 月）患者逐渐感右侧肢体发凉，描述为冰冷刺骨感，自觉难以忍受，伴有右上肢活动不灵活，不能写字，不能系扣子但尚可提重物，同时言语不清也较前加重，但尚可与家人交流；遂就诊于北京宣武医院（2016 年 5 月），头颅 MRI 提示双侧额顶叶皮层及侧脑室旁、右侧枕角旁新发腔梗灶；双侧侧脑室旁多发陈旧性脑梗死；脑白质变性；查头颈 CTA 未见异常，予口服药物治疗（具体不详），症状无好转。1 年前（2017 年 8 月）患者开始出现双下肢无力，走路不稳、爬楼费力，同时言语不清及双上肢活动不灵活持续加重，不能完整说出简单句，偶能说出词，再次就诊于北京宣武医院（2018 年 5 月），头颅 MRI 平扫示双侧侧脑室旁、右侧胼胝体压部新发腔隙性脑梗死，双侧侧脑室旁多发陈旧性腔隙性脑梗死，脑白质变性，脑萎缩；入院治疗；入院后完善腰穿检查：脑脊液蛋白 50mg/dL（正常值参考范围 15～45mg/dL），免疫球蛋白 IgA 0.31mg/dL（正常值参考范围 0～0.2mg/dL），24h 鞘内合成率、AQP4-IgG、抗 Amphiphysin 抗体均正常；颈椎、胸椎 MRI、SEP、运动诱发电位（MEP）、SAEP、VEP 未见异常，予尼莫地平口服，患者症状无好转。病程中患者间断自行服用多种中药治疗，均无好转，自觉记忆力变差，性格改变，内向，少语，情绪低落，但无躁狂、攻击行为，未出现过意识障碍、无肢体抽搐等。为进一步诊治收入我院。发病以来，患者食欲精神可，偶有便秘，体重无明显变化。

既往史：体健，无特殊。

个人史：原籍出生，无外地久居史，无血吸虫病疫水接触史，无地方病或传染病流行区居住史，无毒物、粉尘及放射性物质接触史，无其他不健康生活习惯，无吸烟饮酒史，无冶游史，无性病史。

婚育史：适龄结婚，育有 1 女，女儿学习成绩好；5 年前患者曾在怀孕 8 个月时检查

出胎儿发育不良，引产 1 次；配偶体健。

家族史：否认家族性遗传病史及类似疾病病史。

二、内科系统体格检查

体温 36.2 ℃，脉搏 72 次 /min，呼吸频率 18 次 /min，血压 127/79mmHg；内科系统查体未见异常。

三、神经系统专科检查

一般情况：神清、精神可。

精神智能状态：表情淡漠，右利手，言语断续，构音不清；计算力下降，远近记忆力、理解力存在、定向力（时间、地点、人物）无减退。

脑神经：双侧瞳孔等大正圆，对光反射灵敏。眼球各项活动灵活充分，无复视，双眼向右侧注视可见水平不持续眼震。双侧面部痛触觉对称存在，颞肌、咬肌对称有力，眉弓反射阳性。双侧额纹对称变浅，双侧鼻唇对称，双侧闭目、鼓腮力弱。双侧听力粗测正常，Weber 试验居中，Rinne 试验阴性。双侧转颈、耸肩对称有力，伸舌不偏。

运动系统：右侧肢体肌力Ⅳ级，左侧肢体肌力Ⅴ级。四肢肌张力增高，右侧为著，双侧 Babinski 征及 Chaddock 征阳性，双侧踝阵挛阳性。行走时步态蹒跚，双下肢屈曲，步基宽。后拉试验阳性。

感觉系统：双侧深浅感觉大致正常。

反射：右侧腱反射（＋＋＋＋），左侧（＋＋＋）。

共济运动：双侧轮替运动慢、指鼻试验、跟膝胫试验均不稳准。

姿势及步态：步基宽，伴随动作减少，右侧明显；后拉试验（＋）。

脑膜刺激征：颈强直（－），Brudzinski 征（－），Kernig 征（－）。

四、神经科量表评分

MMSE 评分 22 分；ADL 评分 46 分。

五、辅助检查

血液学检查：血常规、感染四项、ERS 大致正常；凝血六项：纤维蛋白原 1.71g/L↓；生化全项：ALT 71.2U/L↑，AST 52.9U/L↑，肾功能（－）；甲状腺功能、糖化血红蛋白、叶酸、维生素 B12（－）；免疫球蛋白、补体、风湿三项、ANA 谱、抗心磷脂抗体（－）；肿瘤标志物：CA-199 64.33U/mL。

超声检查：心脏超声、肝胆胰脾肾超声、甲状腺超声、子宫、双侧附件区超声均未见明显异常。

　　影像检查：胸片：双肺纹理增多。头颅 CT 示：腔隙性脑梗死，脑白质脱髓鞘改变。头颅 MRI 平扫＋弥散张量成像（DTI）＋磁敏感加权成像（SWI）：左侧顶叶、双侧侧脑室旁长 T1 长 T2 信号，部分呈现 DWI 序列不同程度高信号，DTI 序列示双侧脑白质纤维束连续、基本对称。头颅 MRA＋灌注（非增强）：未见明确异常。头颅 MRI 见图 5-1、图 5-2。

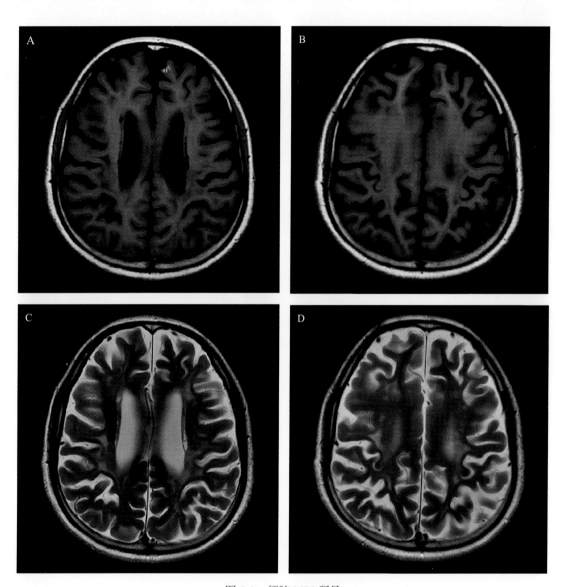

图 5-1　颅脑 MRI 所见

（A～F 为平扫可见双侧侧脑室旁长 T1 长 T2 信号；G 为头颅 MRA 未见明显异常；
H 为头颅 CT 侧脑室旁及额叶皮层下少量钙化）

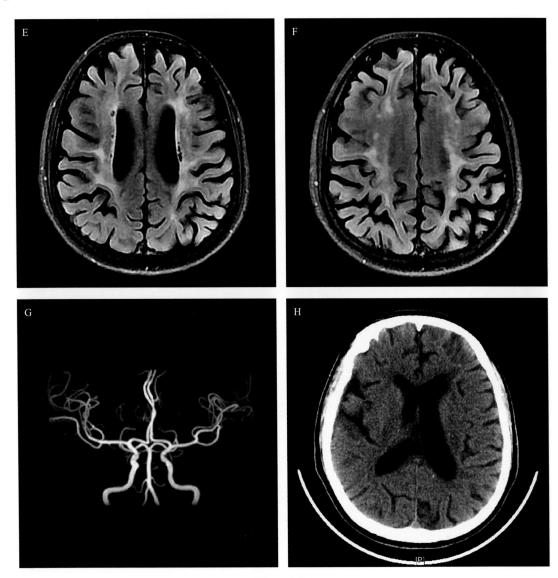

图 5-1（续）

电生理检查：动态心电图未见明显异常。神经电生理检查：NCV＋肌电图：未见神经源性或肌源性损害，四肢 SSR 异常。四肢 SEP：右侧 T12 以上中枢深感觉传导障碍；VEP、BAEP 未见明显异常；瞬目反射未见异常。P300：潜伏期延长，波形分化不良。脑电图：左枕、后颞少量中高幅单个尖波。

脑脊液检查：无色透明，白细胞数 0，Pro 50mg/dL，Glu 及 Cl 正常；TORCH 十项（－）；OB（－）；AQP4（－）。

活检病理：部分区域组织疏松筛网状，髓鞘脱失，轴索断裂、增粗，个别胶质细胞增

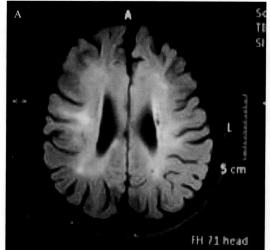
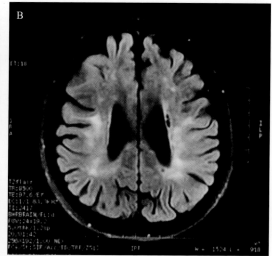
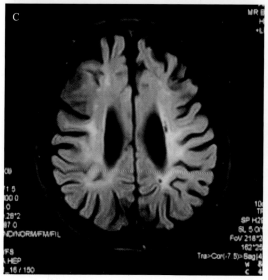
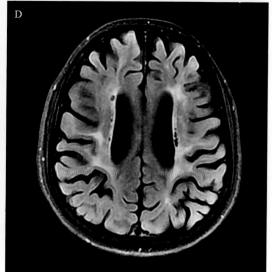

图 5-2　头颅 MRI 上的病情发展

（双侧侧脑室旁病灶随时间而逐渐增加，软化灶增多，皮层萎缩渐明显

A 为 2015 年 1 月、B 为 2016 年 8 月、C 为 2018 年 1 月、D 为 2018 年 10 月）

生，未见血管旁淋巴细胞反应及组织细胞聚集；未见坏死及肿瘤。免疫组化：髓鞘碱性蛋白（MBP）（＋，局部缺失）、神经细丝蛋白（NF）（＋、局部缺失）、S-100（＋）、NUEN（＋）、CD68（组织细胞－）、KI-67（1%＋）。脑病理见图 5-3。

基因检测：ATN1 型基因座位上的 CAG 重复数未超过正常范围，未发现受检者 PLP1 基因存在大片段的变异；CSF1R 发现 c.2698A＞G 的杂合核苷酸变异，该变异导致第 900 号氨基酸由 Arg 变为 Gly，受检者父母该位点均未见异常。

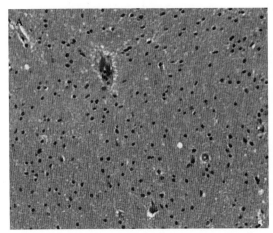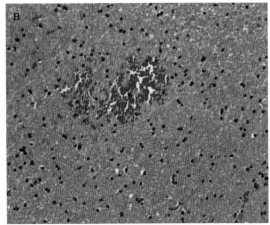

图 5-3　脑病理显示髓鞘脱失、神经轴索断裂及增粗（A、B）

六、诊断和讨论

诊断：遗传性弥漫性白质脑病合并轴索球样变（HDLS）

讨论：患者青年女性，隐袭起病，临床以智能改变及运动障碍为主要表现，查体显示认知下降以及锥体束、锥体外系及小脑功能障碍的弥漫性损害表现。影像以白质受累为主，无大血管病变证据以及炎症、免疫、代谢、肿瘤等证据，病情 3 年间持续进展无缓解，临床考虑疾病定位为脑。行神经病理检查可见有髓纤维脱髓鞘、神经轴索断裂及球样变，未见炎症、肿瘤等病理改变。送检脑小血管病基因及遗传性脑白质病变基因检测，证实 CSF1R 基因突变，患者病理及基因符合 HDLS，从而诊断明确。鉴别诊断方面需要与小血管病、中枢神经系统脱髓鞘性疾病、遗传性脑白质、早发中枢神经系统变性病鉴别，行系统性免疫病、代谢病筛查，中枢神经系统脱髓鞘相关抗体检测，甚至脑小血管病及脑白质病基因检测帮助诊断。

七、综述：HDLS

1984 年 Axelsson 首先描述了 HDLS，其病理改变以髓鞘及轴索脱失，弥漫性白质变性，大量神经轴索球样体形成。2012 年，Rademakers 在遗传性弥漫性脑白质病伴球样体形成病例中发现了 CSF1R 致病基因的突变。

CSF1R 编码集落刺激因子受体，后者是一个跨膜的酪氨酸激酶受体，表达于单核巨噬细胞表面（脑内是小胶质细胞）。配体（CSF1 和 IL-34）与 CSF1R 结合，形成二聚体形式，通过自身磷酸化激活 CSF1R，从而影响小胶质细胞功能。因而，HDLS 是以脑小胶质细胞为靶点的遗传性脑白质病。

值得一提的是，1936 年，Bogaert 和 Nyssen 描述正染色性白纸营养不良（pigmentary

orthochromatic leukodystrophy，POLD），病理上以弥漫性髓鞘和轴索脱失伴有色素性巨噬细胞；2004 年，Marotti 比较了 HDLS 和 POLD 临床和病理的相似性，在 POLD 发现了球样体，在 HDLS 发现了色素性巨噬细胞；2013 年，Nicholson 在 POLD 中也发现 CSF1R 基因突变；因而，HDLS 和 POLD 应该被认为是一种疾病实体，以成人起病的白质脑病伴有病理上神经轴索球样变和色素性小胶质细胞（adult-onset leukodystrophy with neuroaxonal spheroids and pigmented glia，ALSP）为核心特征。

该病全球均有分布，占成人起病的白质脑病 0.6%～10%，其中日本占 1/3。该病平均起病年龄 43 岁，平均病程 6.8 年；男女发病率类似，但女性平均起病年龄早 7 年（40 岁比 47 岁），累积发病率 27 岁为 10%，43 岁为 50%，60 岁为 95%。

临床主要表现为神经精神症状、运动障碍、癫痫发作三方面，其中神经精神症状表现为进行性认知功能下降、抑郁、焦虑、淡漠、易激惹、行为改变；运动症状表现为帕金森样症状（震颤、强直、运动迟缓、姿势反射异常），锥体束征（痉挛及反射亢进），球部症状（构音障碍及吞咽障碍），共济失调。

影像学上 MRI 主要表现为白质病变，且报道显示白质病变可出现于临床症状之前 6 年，白质病变的特点以额顶叶居多，往往累及双侧，不完全对称，起初为斑片状，病情发展逐渐扩大融合，病变可累及内囊及脑干的锥体束的投射纤维，而 U 型纤维很少受累，小脑齿状核及小脑脚常不受累；白质病变以外，可见皮层萎缩，以额顶叶为主，侧脑室扩大，胼胝体变薄；还可见持续数月以上的 DWI 高信号，推测与髓鞘水肿有关。有报道显示该病中第 V 脑室（cavum septum pellucidum）及第Ⅵ脑室（cavum vergae Ⅵ）出现率高（63%）；MRS 表现为 NAA 峰↓及 CHO 峰↑。头颅 CT 上常常可见点状钙化，以额叶侧脑室前角旁常见，在矢状位上形成阶石样（stepping stone），钙化可出现在无症状携带者甚至新生儿，提示钙化本身与临床症状无关。此外，该病 SPECT/PET 可出现额顶叶低灌注 / 代谢改变。HDLS 的影像学表现见图 5-4。

病理上，HDLS 表现为弥漫性髓鞘和轴索脱失，大量轴索球样变，伴有色素性巨噬细胞，病变累及半卵圆中心、侧脑室旁、胼胝体，且主要分布在额顶叶，而颞叶及枕叶很

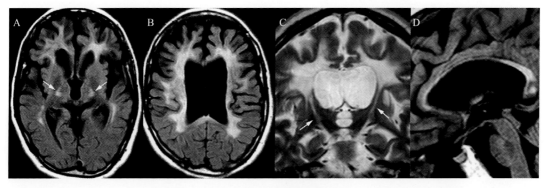

图 5-4　HDLS 的影像学表现

（A、B、C、D 为头颅 MRI 可见白质病变，额顶叶为主，斑片状，累及内囊及脑干的锥体束的投射纤维，皮层萎缩，侧脑室扩大，胼胝体变薄；E 为 DWI 可见持续高信号改变；F、G、H 为头颅 CT 可见点状钙化，矢状位上呈现阶石样）

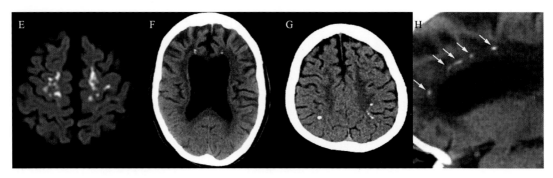

图 5-4（续）

少受累；受累纤维主要是额桥束及锥体束的投射纤维，而 U 型纤维，壳核的 pencil 纤维、前联合、穹隆、视神经、常常不受累及；此外，该病中侧脑室旁可见钙化。病变白质区可见激活的星形细胞肥大、不规则、形态怪异的；皮层神经元相对保留，皮层下常见气球样神经元（可能是轴索转运障碍或者华勒变性）；球样体免疫组化染色磷酸化神经纤维丝、淀粉样前体蛋白、泛素可呈阳性；而无 tau，α- 突触核蛋白，以及 TDP-43。HDLS 的病理表现见图 5-5。

　　治疗上，该病无有效治疗，激素、免疫抑制剂、干扰素、血浆置换均无效，临床以对症治疗为主，如：抗抑郁药物、肌松剂、抗癫痫药等，而胆碱酯酶抑制剂及左旋多巴报道中常常无效。截至目前，文献中报道过 1 例接受造血干细胞移植，尽管临床无改善，但 15 年病情稳。

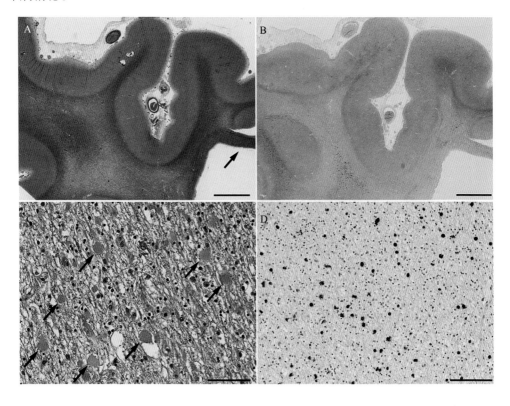

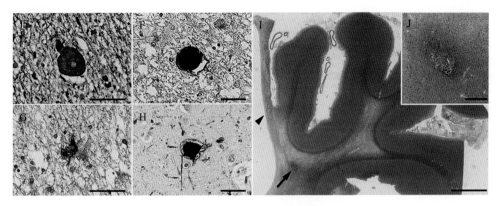

图 5-5 HDLS 的病理表现

［A 为白质髓鞘脱失，U 形纤维相对完整，胼胝体变薄；B、C 为轴索球样变，β 淀粉样蛋白前体（APP）染色阳性；D 为白质内 CD68 免疫阳性巨噬细胞；E、F 为白质内轴索球样变，磷酸化的神经丝染色剂 APP 染色阳性；G 为形态怪异的激活的星形细胞；H 为神经元球样变；I、J 为胼胝体萎缩及脑室旁钙化］

八、推荐阅读文献

［1］ KONNO T, KASANUKI K, IKEUCHI T, et al. CSF1R-related leukoencephalopathy: a major player in primary microgliopathies [J] . Neurology, 2018, 91 (24): 1092-1104.

参 考 文 献

［1］ KONNO T, KASANUKI K, IKEUCHI T, et al. CSF1R-related leukoencephalopathy: a major player in primary microgliopathies [J] . Neurology, 2018, 91 (24): 1092-1104.

［2］ KONNO T, YOSHIDA K, MIZUTA I, et al. Diagnostic criteria for adult-onset leukoencephalopathy with axonal spheroids and pigmented glia due to CSF1R mutation [J] . Eur J Neurol, 2018, 25 (1): 142-147.

［3］ KONNO T, YOSHIDA K, MIZUNO T, et al. Clinical and genetic characterization of adult-onset leukoencephalopathy with axonal spheroids and pigmented glia associated with CSF1R mutation [J] . Eur J Neurol, 2017, 24 (1): 37-45.

（赵 蕾）

病例 32 头晕 2 周

一、病史

一般情况：患者女性，68 岁，离休人员，发病时间 2018 年 11 月 20 日。

现病史：患者 2 周前无明显诱因出现头晕，为天旋地转感，伴耳鸣，无头痛、恶心呕吐、复视，言语不清、偏身麻木无力等，自觉头部活动时症状加重，当日就诊于我院急诊，完善头颅 CT 提示右侧小脑可疑出血，次日完善颅脑 MRI 可见大脑皮层、小脑、脑干等多发出血灶及微出血灶，收入院进一步诊治。

既往史：4 年来间断头晕，每次持续数秒，伴耳鸣，不伴听力下降。发现高血压 4 年，血压最高 160/100mmHg，未用药；发现高脂血症 2 年，服用匹伐他汀半年。口服阿司匹林 2 个月，病前半月停用。胃炎 30 年，幽门螺旋杆菌阳性。发现右下肢深静脉血栓 4 年，未放置滤网。发现"心律不齐"8 年。

个人史：无吸烟饮酒，无毒物及特殊药物服用史。

婚育史：适龄结婚，育有 1 子 1 女，丈夫及孩子体健。

家族史：患者有两个兄长，一个姐姐，两个妹妹。大哥在 79 岁、二哥在 66 岁分别发生脑出血。患者家系图见图 5-6。

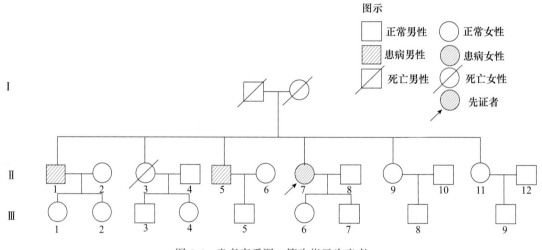

图 5-6　患者家系图，箭头指示为患者

二、内科系统体格检查

体温 36.4℃，脉搏 79 次 / min，呼吸频率 18 次 / min，血压 114/64mmHg。双肺呼吸音清，未闻及干湿啰音。心脏浊音界无扩大，各听诊区未及杂音。腹软，无压痛及反跳痛。

三、神经系统专科检查

一般情况：意识清，表情自如，查体配合。

精神智能状态：精神可，高级皮层功能未及异常。

脑神经：双瞳等大正圆，直径为 2mm，光反射灵敏。双眼各方向活动充分灵活，无复视，双侧面部针刺觉对称，咀嚼有力，张口无偏斜，示齿口角无偏斜，伸舌居中，无饮水呛咳及构音障碍，双侧转颈耸肩有力。

运动系统：四肢肌力 V 级，肌张力正常。右侧 Babinski 征可疑阳性。

感觉系统：双侧深浅感觉正常对称。

反射：双侧腱反射正常。

共济运动：双侧肢体共济运动稳准，轮替运动灵活。

步态：姿势及步态正常，Romberg 征阴性。

脑膜刺激征：颈软，脑膜刺激征阴性。

四、入院时神经系统评分

MMSE 评分 27 分。

MoCA 评分 25 分。

CDT 评分 3 分。

五、入院后辅助检查

凝血六项：凝血酶原时间活动度（PTA）130.6%↑，D- 二聚体 2.34mg/L FEU↑，纤维蛋白降解产物（FDP）8.22mg/L↑。

头颅 CT：右侧小脑后方高密度结节影——钙化性脑膜瘤？ 左侧基底节区腔隙性脑梗死；脑白质脱髓鞘改变；鼻窦炎；左侧筛窦霉菌性鼻窦炎？

颅脑 MRI 成像：DWI 未见明显高信号。SWI 上脑实质内见多发圆形低信号。颅脑左右对称，灰白质分界清晰；左侧顶部、大脑镰旁见类圆形混杂信号影，以短 T1 长 T2 信号为主，周围见短 T2 环状信号影，左侧侧脑室颞角旁见类圆形长 T1 长 T2 信号影，双侧基底节区见多发点片状长 T1 长 T2 信号影，在 DWI 上信号不高。双侧大脑半球白质区可见多发斑点状、斑片状异常信号影，边缘模糊，在 T2WI 及 T2 FLAIR 呈稍高信号。脑室系统未见明显扩大，中线结构居中，脑沟裂部分增宽。双侧鼻窦黏膜增厚。影像学印象：脑内多发出血灶，原因待查，淀粉样血管病？左侧顶部、大脑镰旁异常信号灶，血管畸形？双侧基底节区腔隙灶；左侧侧脑室角旁异常信号，囊肿或腔梗灶；脑白质脱髓鞘改变；老年性脑改变；鼻窦炎。

头颅 CT 及颅脑 MRI 见图 5-7。

颅脑 MRA：右侧颈内动脉颅内段、大脑前动脉、大脑中动脉、大脑后动脉及基底动脉走行略僵硬，管壁略不规则，管腔无明显变窄。左侧颈内动脉颅内段斑块形成，管腔轻度狭窄。影像学印象：颅脑动脉轻度硬化改变。

DSA：左侧颈外动脉分支走行正常，显影良好。左侧锁骨下动脉走行正常，显影良好。左侧椎动脉主干及分支显影正常，颅内可见双侧大脑后动脉、双侧小脑上动脉、基底动脉显影正常。各血管毛细血管期及静脉期未见异常。造影结论：右侧小脑后下动脉（PICA）型椎动脉。

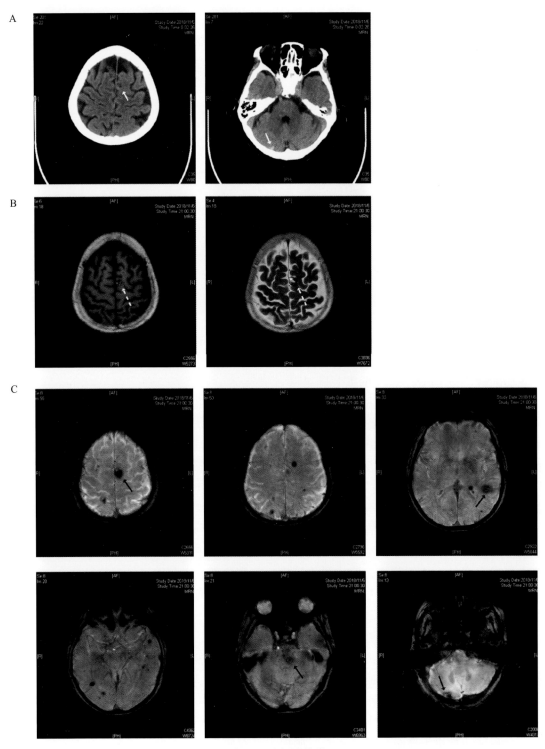

图 5-7　头颅影像学

（A 为头颅 CT，白色实线箭头提示颅内出血；B 为颅脑 MRI 的 T1 及 T2 加权像，白色虚线箭头提示海绵状血管瘤；
C 为 SWI 提示颅内多发圆形低信号，提示含铁血黄素沉积）

基因筛查：CCM2 基因发生缺失突变，核苷酸 C 缺失，下游序列移码，导致终止密码子提前出现，生成了截短的蛋白产物。

六、诊断和讨论

诊断：1. 家族性颅内海绵状血管瘤
　　　2. 脑出血

讨论：患者老年女性，头晕来诊，完善头颅 CT 提示小脑出血，脑出血诊断明确。患者既往有高血压病史，但同时存在脑出血家族史，故而进行进一步的病因筛查。患者完善颅脑 MRI 可见颅内多发微出血灶及"爆米花样"特征的海绵状血管瘤，于是进行了基因筛查。颅内海绵状血管瘤（CCM）是一种常染色体不完全显性遗传疾病，目前已发现 55% 的 CCM 有明显家族遗传史，而散发病例也可能存在同样遗传机制。目前认为与 CCM 发病有关的基因为 CCM1、CCM2、CCM3，对该患者进行了相关基因筛查后，发现 CCM2 基因发生了缺失突变，该突变导致蛋白转录提前终止，进一步利用软件进行分析，结果高度提示该突变为致病突变。患者家族史相对明确，虽然患者其他家属拒绝了基因筛查，但考虑为家族性的 CCM 可能性大。

七、综述：CCM

CCM 是中枢神经系统第二常见的血管畸形[1]。从组织学上，其病理改变是周皮细胞的缺失和紧密连接、黏合连接缺陷而导致了单层血管内皮细胞，引起了血脑屏障的缺损[2]。CCM 的发病率为 0.1%～0.5%，但是由于 40% 的无症状患者存在，所以该发病率可能被低估[3]。CCM 可以在任何年龄发病，但大多在 20～50 岁发病[3, 4]，主要临床表现为颅内出血（ICH）和癫痫，其他表现还包括反复头痛、局灶神经缺损体征、眩晕等[5]。颅脑 MRI 可以用来诊断 CCM，T2 加权像可以看到"桑葚样"或"爆米花样"的特征影像，以及由于含铁血黄素沉积导致病灶周围的黑色边带。T2* 加权像对微出血敏感，可以检测出小的海绵状血管瘤[2, 6]。

CCM 分为家族性和散发性两种，前者为不完全外显的常染色体显性遗传，在西班牙 - 美洲人口中家族性 CCM 约占 50%[7]。散发性病例更常见单个病灶，而家族性病例多见多个病灶[8]。目前为止，3 个基因与 CCM 的发病相关：CCM1（KRIT1，7q11.2-q21），CCM2（MGC4607，7q15-p13），CCM3（PDCD10，3q25.2-q27），3 个基因分别的突变率大约占 40%、20% 及 40%[9, 10]，而外显率大约为 88%、100%、63%[9]。三者的蛋白产物组成了一种三聚体复合物，在血管内皮结构和信号蛋白通路上发挥作用[11]。

CCM2 基因位于 7 号染色体，编码蛋白 malcavernin。该蛋白由 444 个氨基酸构成，包含磷酸酪氨酸结合域（PTB）及 harmonin-homology domain（HHD）两个结构域。CCM2 产物可通过 PTB 结构域与 CCM1 产物的 N 末端 NPxY/F 序列发生作用[12]，也可以与 CCM3 的 C 末端发生直接作用[13]，因此 CCM2 在 CCM 复合物中扮演了桥梁作用。

2009 年，Harel 等[14]发现 CCM2 的 C 末端通过影响神经营养因子受体 TrkA 的通路与细胞死亡相关，2013 年，Fisher 等[13]发现 CCM2 的 C 末端可以独立折叠成一个稳定的球形结构域，类似于 Usher 综合征支架蛋白 harmonin，所以命名为 HHD。该结构域与 MEKK3 的 N 末端发生相互作用，如果打断这种相互作用，会改变 MEKK3 的亚细胞定位，上调 Rho/ROCK 信号，而体外试验发现打断这种相互作用会导致神经血管通透性增加，或许可以解释 HHD 结构域功能缺失导致 CCM 发病的机制[15]。

八、推荐阅读文献

［1］LABAUGE P, DENIER C, BERGAMETTI F, et al. Genetics of cavernous angiomas [J]. Lancet Neurol, 2007, 6 (3): 237-244.

［2］ZABRAMSKI J M, WASCHER T M, SPETZLER R F, et al. The natural history of familial cavernous malformations: results of an ongoing study [J]. J Neurosurg, 1994, 80 (3): 422-432.

［3］FISHER O S, ZHANG R, LI X, et al. Structural studies of cerebral cavernous malformations 2 (CCM2) reveal a folded helical domain at its C-terminus [J]. FEBS Lett, 2013, 587 (3): 272-277.

参 考 文 献

［1］WANG K, WU D, ZHANG B, et al. Novel KRIT1/CCM1 and MGC4607/CCM2 Gene Variants in Chinese Families With Cerebral Cavernous Malformations [J]. Front Neurol, 2018, 9: 1128.

［2］SPIEGLER S, RATH M, PAPERLEIN C, et al. Cerebral Cavernous Malformations: An Update on Prevalence, Molecular Genetic Analyses, and Genetic Counselling [J]. Mol Syndromol, 2018, 9 (2): 60-69.

［3］LABAUGE P, DENIER C, BERGAMETTI F, et al. Genetics of cavernous angiomas [J]. Lancet Neurol, 2007, 6 (3): 237-244.

［4］CAVALCANTI D D, KALANI M Y, MARTIROSYAN N L, et al. Cerebral cavernous malformations: from genes to proteins to disease [J]. J Neurosurg, 2012, 116 (1): 122-132.

［5］HAASDIJK R A, CHENG C, MAAT-KIEVIT A J, et al. Cerebral cavernous malformations: from molecular pathogenesis to genetic counselling and clinical management [J]. Eur J Hum Genet, 2012, 20 (2): 134-140.

［6］BATRA S, LIN D, RECINOS P F, et al. Cavernous malformations: natural history, diagnosis and treatment [J]. Nat Rev Neurol, 2009, 5 (12): 659-670.

［7］KIM J. Introduction to cerebral cavernous malformation: a brief review [J]. BMB Rep, 2016, 49 (5): 255-262.

［8］ZABRAMSKI J M, WASCHER T M, SPETZLER R F, et al. The natural history of familial cavernous malformations: results of an ongoing study [J]. J Neurosurg, 1994, 80 (3): 422-432.

［9］CRAIG H D, GÜNEL M, CEPEDA O, et al. Multilocus linkage identifies two new loci for a mendelian form of stroke, cerebral cavernous malformation, at 7p15-13 and 3q25.2-27 [J]. Hum Mol Genet, 1998, 7 (12): 1851-1858.

［10］GÜNEL M, AWAD I A, ANSON J, et al. Mapping a gene causing cerebral cavernous malformation to 7q11.2-q21 [J]. Proc Natl Acad Sci U S A, 1995, 92 (14): 6620-6624.

［11］LI X, FISHER O S, BOGGON T J. The cerebral cavernous malformations proteins [J]. Oncotarget,

2015, 6 (32): 32279-32280.

[12] LIQUORI C L, BERG M J, SIEGEL A M, et al. Mutations in a gene encoding a novel protein containing a phosphotyrosine-binding domain cause type 2 cerebral cavernous malformations [J]. Am J Hum Genet, 2003, 73 (6): 1459-1464.

[13] FISHER O S, ZHANG R, LI X, et al. Structural studies of cerebral cavernous malformations 2 (CCM2) reveal a folded helical domain at its C-terminus [J]. FEBS Lett, 2013, 587 (3): 272-277.

[14] HAREL L, COSTA B, TCHERPAKOV M, et al. CCM2 mediates death signaling by the TrkA receptor tyrosine kinase [J]. Neuron, 2009, 63 (5): 585-591.

[15] FISHER O S, DENG H, LIU D, et al. Structure and vascular function of MEKK3-cerebral cavernous malformations 2 complex [J]. Nat Commun, 2015, 6: 7937.

（张　菁）

病例 33　言语不清 19 年，走路不稳 4 年，加重 2 年

一、病史

一般情况：患者女性，69 岁，入院日期 2017 年 10 月 9 日。

19 年前患者逐渐出现骑车易摔跤，诉肢体配合较差（如：心里想踩刹车但肢体配合较慢而摔跤），同时出现喝水容易呛咳，说话偶有言语不清；17 年前患者逐渐发现写字偏乱，双手系扣子不灵活，端碗时不稳，易出现手抖；13 年前患者于走路时出现头晕伴意识丧失，1～2s 后恢复意识，无头痛、肢体麻木无力、肢体抽搐及大小便失禁，无心前区不适及胸闷气短症状；4 年前患者出现走路不稳，有踩棉花感，需拄拐杖搀扶行走，无肢体麻木、无力；3 年前患者再次于站立时出现晕厥，症状表现同前；2 年前患者上述症状加重，同时出现视物重影，呈左右重影；10 天前，患者于沙发坐位变立位时，再次出现晕厥。患者自发病以来，一直未规律诊治，现为进一步诊治收入我科。

既往史：无特殊。

个人史：无特殊，无不良生活习惯。

婚育史：适龄结婚，孕 1 产 1，丈夫及孩子体健。

家族史：其母于 87 岁死于脑梗死，其父于 71 岁死于心脏病，大妹于 50 岁死于肺癌，二妹于 60 岁死于肝胆癌，两个弟弟及女儿（37 岁）体健。否认父母近亲结婚史。无家族性遗传病、传染病史，无冠心病早发家族史，无高血压家族史，无糖尿病家族史。

二、内科系统体格检查

体温 37 ℃，脉搏 89 次 /min，呼吸频率 20 次 /min，血压卧位 131/83mmHg，立位 130/80mmHg。大内科查体无特殊异常。

三、神经系统专科检查

一般情况：意识清楚，言语构音不清，查体合作。

颅神经：双侧瞳孔正大等圆，瞳孔对光反射灵敏，瞳孔直接、间接对光反射存在。左眼内收位，双眼眼动充分，视物左右重影，双眼向右侧视可引出水平方向眼震。双侧额纹及鼻唇沟对称，伸舌居中，咽反射（－），悬雍垂居中，转颈耸肩有力。

运动系统：四肢肌力及肌张力正常。双侧上肢腱反射对称存在，双侧下肢腱反射未引出。双侧病理征（－）。

感觉系统：双侧肢体深浅感觉对称存在。

共济检查：左侧上肢轮替运动略笨拙，右侧尚可，双侧上肢指鼻运动稳准；双侧下肢跟膝胫运动欠稳准，Romberg 征睁闭眼均站立不稳。

脑膜刺激征：阴性。

行走姿势步态：醉汉样。

四、辅助检查

血液学检查：甲状腺功能五项：甲状腺素 106.3nmol/L，游离甲状腺素 16.18pmol/L，三碘甲状腺原氨酸 1.49nmol/L，促甲状腺激素 4.082mU/L，游离三碘甲状腺原氨酸 4.60pmol/L。生化全项：LDL-C 4.53mmol/L↑，TC 6.23mmol/L↑，贫血两项：维生素 B_{12} 324.8ng/L，叶酸 3.5μg/L，免疫筛查：ANA（间接免疫荧光法）阴性，抗髓过氧化物酶抗体（MPO）（酶标法）阴性，抗蛋白酶 3（酶标法）阴性，抗中性粒细胞抗体（ANGA）-核周型阴性，ANCA-胞浆型阴性。肿瘤标志物（－）。

腰穿：压力 90cmH$_2$O，常规：WBC $3×10^6$/L 生化：Glu 4.34mmol/L，Cl 135mmol/L，Pro 234mg/L；脑脊液细胞学：未见异常。血、脑脊液副肿瘤抗体谱（－）。

腹部超声、胸片未见明显异常。

脑电图：正常脑电图。

常规肌电图及神经传导：未见神经源性或肌源性损害。皮肤交感反应（－）；肛门括约肌肌电图未见异常；体感诱发电位：双侧 T12 及以上深感觉传导异常。

胸椎磁共振：未见异常。

颅脑 MRI（图 5-8）：小脑萎缩。

基因检测：检测常见的脊髓小脑共济失调（SCA）1、2、3、6、7、8、10、12、17、齿状核红核苍白球路易体萎缩症（DRPLA）常染色体显性遗传共济失调亚型及弗里德赖希共济失调（FRDA）常染色体隐性遗传共济失调的亚型，样本检测结果显示 ATXN8OS 基因两个等位基因 CAG 重复次数超过正常范围，分别为 104 和 147 次，符合 SCA8 致病特征。

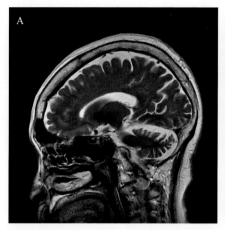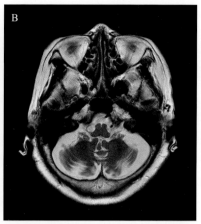

图 5-8 患者颅脑 MRI 显示双侧小脑萎缩（A、B）

五、诊断和讨论

诊断：SCA8

讨论：定位诊断，患者突出临床症状表现为共济失调，定位于小脑及其联系纤维。定性诊断：患者以"共济失调"为主要表现，考虑以下疾病：①多系统萎缩（MSA-C）：患者老年女性，中年起病，主要表现为小脑共济失调体征，有频繁晕厥病史，不除外体位性低血压导致，查体可见周围神经及脑干受损体征，故考虑此病。但患者无尿频、尿急表现，二便正常，自主神经系统受损症状不明显，卧立位血压检查未见体位性低血压，为不支持点。入院后进一步完善皮肤交感反应、肛门括约肌肌电图等自主神经功能评估，均未见异常，故该诊断不支持。②亚急性小脑变性：患者老年女性，中年起病，主要表现为小脑共济失调体征，家族两个胞妹死于癌症，故不除外此病。但患者既往无肿瘤病史，且患者病程较长，目前一般状态良好，为不支持点。入院后进一步完善了胸片、腹部超声、血肿瘤标志物、血脑脊液副肿瘤抗体等相关筛查，均未见异常，故该诊断不支持。③自身免疫介导小脑性共济失调：患者老年女性，中年起病，主要表现为小脑共济失调体征，否认家族遗传病史，故不除外此病。但患者发病前无感染、皮疹、甲状腺功能异常等病史，为不支持点；入院后完善相关自身免疫抗体检测、甲状腺功能检测，未见异常，该诊断排除。④ SCA：患者老年女性，中年起病，主要表现为小脑共济失调体征，查体可见周围神经、自主神经系统及脑干受损体征，故考虑此病。但该病常为常染色显性遗传，患者否认家族病史，为不支持点，但不除外该患者为基因点突变可能。故入院后完善相关基因筛查，结果回报呈阳性，故此诊断明确。

六、综述：SCA8

SCA 是常染色体显性神经系统变性遗传病，目前有 36 种亚型和 27 种致病基因被证实。不同的基因亚型在不同种群中具有分布差异，尤其是 SCA8 基因型，在世界范围内罕有报道，流行病学研究表明，SCA8 患者的患病率为 1∶10 万[1]，目前为止，只有日本、巴西、芬兰及捷克等谱系研究，而我国汉族人群只有 3 例确诊的 SCA8 家系报道。

SCA8 发病机制复杂，临床表现多样，是一种迟发型疾病，多为成年时期发病。临床症状主要为缓慢进展的共济失调表现，而几乎无脑干和大脑功能受损表现。首发症状通常为步态不协调，由于进展缓慢，一般于发病 20 年左右才需助行器辅助行走。文献报道的其他临床表现包括：构音障碍，动眼神经运动障碍，腱反射亢进，Babinski 征阳性，肌阵挛，手足徐动，振动觉减退，认知功能下降及精神异常等。由于 SCA8 表现的多样性，即使无构音障碍、眼震及病理征阳性等表现，也不能排除 SCA8 的诊断[2]。

目前认为三核苷酸重复序列异常扩增是 SCAs 主要的致病因素。SCA8 致病基因（ATXN8 和 ATXN8OS）位于 13q21，其 3′末端非翻译区有一段不间断的（CAG·CTG）三核苷酸重复序列。序列扩增是双向表达，包括 CAG 方向（ATXN8 基因）转录的多聚谷氨酰胺蛋白，和 ATXN8OS 基因编码的一条 CUG 扩增转录物，而该转录物并未翻译，可能是由于转录的 RNA 致病。研究发现，ATXN8 基因转录的多聚谷氨酰胺蛋白，神经元细胞核内容物含有泛素蛋白。因此，SCA8 是目前研究发现的一种可能涉及两种致病机制的疾病，既包括 CUG 方向转录的 RNA 功能获得机制，又有 ATXN8 基因转录的多聚谷氨酰胺蛋白的致病效应。该致病基因在大鼠模型中已被验证[3]。

参 考 文 献

［1］ WANG M, GUO S, Yao W, et al. Identification of Abnormal 51 CTA/CTG Expansion as Probably the Shortest Pathogenic Allele for Spinocerebellar Ataxia-8 in China [J]. Neurosci Bull, 2018, 34 (5): 859-862.

［2］ IKEDA Y, RANUM L P, DAY J W. Clinical and genetic features of spinocerebellar ataxia type 8 [J]. Handb Clin Neurol, 2012, 103: 493-505.

［3］ GUPTA A, JANKOVIC J. Spinocerebellar ataxia 8: variable phenotype and unique pathogenesis [J]. Parkinsonism Relat Disord, 2009, 15 (9): 621-626.

（李　珺）

病例 34　进行性行走困难 5 年

一、病史

一般情况：患者男性，21 岁，农民，入院时间 2018 年 11 月 30 日。

患者 5 年前一过性高热后逐渐出现双下肢无力，行走不稳，耐力较差，多次就诊于外院，予营养神经等治疗无明显好转；2 年前下肢无力加重，伴间断双下肢远端抽筋样疼痛、右侧为著、多于夜间出现，并出现尿便失禁、尿频、排便费力、勃起功能障碍，否认肌痛、肌萎缩、肉跳、腰痛及胸背部束带感，不伴言语含糊、视物重影、头晕、头痛、肢体麻木、肢体抽搐、饮水呛咳，2018 年夏天于外院住院查体双下肢肌力 IV 级、浅感觉稍减退，腰穿脑脊液蛋白及 IgG 轻度升高，头颅及颈胸腰椎 MRI 未见明显异常，予改善微循环等对症治疗，症状缓慢进展。2018 年 11 月于外院复查胸椎 MRI 示未见明确异常信号，为求诊治收入院。

既往史：体健，足月顺产，否认产伤、窒息，发育大致正常，自幼智力及体育比同龄人差。

个人史：生于并长期居住于原籍，无毒物及特殊药物服用史；不嗜烟酒。

婚育史：未婚未育。

家族史：无家族性遗传病、传染病史；有 1 弟，目前 6 岁无类似症状。

二、内科系统体格检查

体温 36.9 ℃，呼吸频率 18 次 /min，心率 94 次 /min，血压 125/66mmHg，发育正常，营养良好，肤色偏深，黏膜色泽正常，皮肤温湿度正常，皮肤弹性正常，无满月脸及水牛背。双肺呼吸音清，未及干湿性啰音及胸膜摩擦音。心律齐，未及病理性杂音及额外心音。腹部查体未见明显异常。

三、神经系统专科检查

一般情况：神清语利，查体配合。

精神智能状态：记忆力、计算力、理解力粗测正常。

颅神经：双侧掌颏反射阳性，余颅神经查体未见明显异常。

运动系统：双上肢肌力 V 级，双下肢肌力 IV 级，下肢肌张力增高。

感觉系统：双侧深浅感觉对称存在。

反射：双下肢腱反射（＋＋＋），双侧病理征阳性，腹壁反射活跃。

共济运动：尚可。

步态：痉挛步态。

脑膜刺激征：颈强直（－），Brudzinski 征（－），Kernig 征（－）。

四、入院时神经系统评分

NIHSS 评分 0 分。

五、辅助检查

血液学检查：NSE 27.11μg/L↑，ANA（间接免疫荧光法）弱阳性；血皮质醇（早 8 点）

409.90nmol/L，血促肾上腺皮质激素（早 8 点）33.68ng/L，血清维生素 B12 及叶酸水平未见异常；血 ENA、ANCA 等免疫指标未见异常；脑白质六项、极长链脂肪酸均正常。

腰穿：压力 140mmH₂O，常规：外观无色透明，WBC 1/HPF，RBC 0/HPF，脑脊液生化：Glu 3.78mmol/L，Cl 126mmol/L，Pro 459mg/L↑。脑脊液涂片、脑脊液抗酸、墨汁、细菌＋真菌培养、TB-SPOT、TORCH 均未见异常；送检脑脊液细胞学、MBP、TORCH、抗莱姆抗体、OB、SOB 及 24h 鞘内合成率均未见异常；血＋脑脊液：GM1、AQP4 结果正常。

神经电生理：① SEP 不除外双侧 C7 以上中枢深感觉传导障碍，不除外双侧 T12 以上中枢深感觉传导障碍。②上下肢神经源性损害，SSR 异常。

颅脑 MRI（外院）：胼胝体较薄。

颈胸腰椎 MRI（外院）：未见异常。

六、诊断和讨论

诊断：遗传性痉挛性截瘫（HSP）。

讨论：患者青年男性，青春期起病，慢性病程。查体可见双下肢肌张力增高、双侧病理征阳性，伴阵挛，定位于双下肢锥体束损害。尿便失禁、排尿费力等膀胱直肠括约肌功能障碍，定位于腰骶段脊髓损害；神经系统症状体征符合 HSP 诊断。定性诊断方面，患者虽然有发热等可疑前驱感染史，无阳性家族史；但总体为隐匿起病，慢性病程，进展性加重，结合起病年龄，辅助检查结果脊髓 MRI 未见脊髓栓系综合征、脊髓压迫等结构性损害，外院脊髓血管造影未见脊髓血管畸形，头颅 MRI 未见脑白质病变；脑脊液检查结果可除外慢性中枢神经系统感染及脱髓鞘疾病等；肾上腺轴评估无肾上腺皮质功能减退；神经电生理检查结果未见肌肉病变，考虑 HSP 诊断可能，合并胼胝体萎缩、排尿障碍等，因此考虑复杂型 HSP 可能性大。复杂型 HSP 可伴有前角细胞受累和或周围神经病，必要时完善基因检测明确诊断。患者家属否认家族中有其他成员患有类似疾病。建议患者完善基因检查明确诊断。

七、综述：HSP

概述：HSP 是一组以皮质脊髓束进行性变性为特征的家族性疾病。其临床表现为下肢痉挛和无力。

流行病学：遗传性痉挛性截瘫较为罕见，总体患病率为 1/10 万～10/10 万。该病累及多个族群。发病年龄变异较大，从新生儿到老年人都有。

临床表现：大多数病例中，HSP 表现为下肢无力和痉挛所致的步态异常，伴其他皮质脊髓体征，例如腱反射亢进和足底伸肌反应（即 Babinski 征）。痉挛大致是对称的。根据严重程度和进展，步态残疾情况可从轻度至重度不等。另外，还可存在双下肢的轻微脊髓后索损害，表现为远端振动觉减退，但感觉性障碍的主诉通常轻微。膀胱功能障碍在 HSP 在中相对常见，尿急可能是一种早期或起病症状。高弓足和锤状趾可能见于 HSP 患者。

单纯型 HSP 中，症状仅限于累及脊髓的最长束。言语并未受累，延髓肌和手臂也不存在无力。在复杂型 HSP 中，除了截瘫外，还并存其他的神经系统障碍或系统性障碍，例如周围神经病、颅脑 MRI 异常、认知功能障碍、共济失调、远端肌肉萎缩、视力丧失或癫痫[1]。

影像学表现：头颅及脊髓 MRI 检查除外结构性、脱髓鞘性和退行性病变。在 HSP 中，脊髓横断面积可能减小，特别是在颈段和胸段。此外，一些复杂型 HSP 存在相关的脑部异常，例如胼胝体较薄或脑积水。脊髓 MRA，以除外硬脊膜动静脉瘘。

脑脊液检查：排除慢性感染（例如，神经梅毒和神经疏螺旋体病）和脱髓鞘性疾病（例如，原发进展型多发性硬化或非典型表现的视神经脊髓炎）。C22～C26 长链脂肪酸水平，以排除肾上腺脑白质营养不良症。

神经电生理检查：有助于排除运动神经元病、亚急性联合变性等。在伴有前角细胞受累或周围神经病的复杂型 HSP 中，检查结果可能异常[2]。

治疗：目前，尚无可以治愈 HSP 的药物，对 HSP 的治疗以对症治疗为主，采取很多方法缓解症状；旨在改善活动度，增加活动范围以及减轻痉挛相关的不适，提高患者生活质量。对症支持治疗可分为痉挛的药物治疗、物理疗法和康复。

预后：HSP 通常不影响寿命，但患者生存质量会受到显著有害影响[3]。

八、推荐阅读文献

[1] 陈嵘，黄帆，王国相. 遗传性痉挛性截瘫 // 梁秀龄. 神经系统遗传性疾病 [M]. 北京：人民军医出版社，2001：109-112.

参 考 文 献

[1] 赵国华，唐北沙，罗巍，等. 遗传性痉挛性截瘫的临床和遗传特点 [J]. 临床神经病学杂志，2003，16（1）：31-33.

[2] MCDERMOTT C, WHITE K, BUSHBY K, et al. Hereditary spastic paraparesis: a review of new developments [J]. J Neurol Neurosurg Psychiatry, 2000, 69 (2): 150-160.

[3] ZHAO X, ALVARADO D, RAINIER S, et al. Mutations in a newly identified GTPase gene cause autosomal dominant hereditary spastic paraplegia [J]. Nat Genet, 2001, 29 (3): 326-331.

（黄　丽）

第6章 运动障碍性疾病

病例 35 左侧面部不自主抽动 4 年

一、病史

一般情况：患者女性，53 岁，山东人，退休，入院时间 2019 年 3 月 14 日。

患者 4 年前无明显诱因出现左侧面部不自主抽动，范围主要累及左侧口角，阵发出现，每阵发作持续数秒钟至数分钟，紧张、焦虑时加重，发作频繁，心情放松稍缓解。4 年来，症状逐渐加重，由左侧嘴角逐渐发展到左侧眼睑、面颊部，不伴疼痛，不伴吞咽及咀嚼无力，右侧面部无异常。就诊于我院，查头颅 MRI 示双侧面神经未见明确血管压迫征，异常肌反应（AMR）：左侧（＋）。为行进一步诊治收入我科。

既往史：否认高血压、糖尿病、高脂血症、冠心病等病史，否认肝炎、结核病史，无食物药物过敏史，无手术输血史，预防接种史不详。

个人史：生于原籍，否认长期疫区滞留史，否认放射性物质及毒物接触史，不吸烟，不嗜酒。

婚育史：适龄结婚，子女及爱人体健。

家族史：否认不自主运动症状家族史，否认慢性病、遗传病及传染病家族史。

二、内科系统体格检查

体温 35.9 ℃，脉搏 97 次 /min，呼吸频率 18 次 /min，血压 123/76mmHg，内科系统查体未见明显异常。

三、神经内科专科查体

一般情况：神清、精神可。

精神智能状态：右利手，言语清晰流利，记忆力、计算力、理解力、定向力（时间、地点、人物）正常。

脑神经：双侧瞳孔等大正圆，对光反射灵敏。眼球各项活动灵活充分，无复视，无眼震。双侧面部痛触觉对称存在，颞肌、咬肌对称有力。双侧额纹对称，鼻唇沟对称，双侧闭目、鼓腮有力。双侧听力粗测正常，骨导＞气导，Weber 试验居中。软腭上提有力，悬雍垂居中，咽反射正常存在。双侧转颈、耸肩对称有力，伸舌不偏。

运动系统：四肢肌力 V 级，肌张力正常，未引出病理征。

感觉系统：双侧深浅感觉大致正常。

反射：双侧上下肢腱反射（＋＋）。

共济运动：双侧轮替运动灵活，指鼻试验、跟膝胫试验稳准。

姿势及步态：无异常步态。

脑膜刺激征：颈强直（－），Brudzinski 征（－），Kernig 征（－）。

四、辅助检查

神经电生理：AMR 左侧（＋），见图 6-1。

影像检查：三维时间飞越法磁共振血管成像（3D-TOF-MRA）：左侧面神经出脑处可见血管压迫征象，见图 6-2。

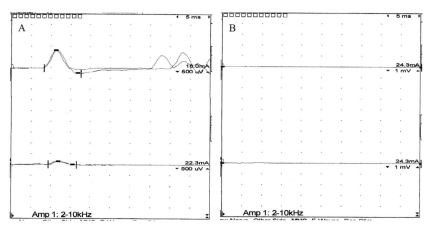

图 6-1　AMR 左侧（＋）（A），右侧（－）（B）

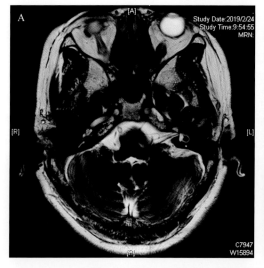
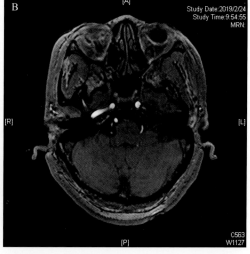

图 6-2　3D-TOF-MRA：左侧面神经出脑处可见异常血管影（A、B）

五、诊断和讨论

诊断：偏侧面肌痉挛（左侧）

讨论：患者中年女性，隐袭起病，临床表现为面神经分布区的运动增多症状，查体除可见阵发性左侧面部肌肉抽搐外，无其他神经系统阳性体征。影像检查可见左侧面神经出脑处的血管神经压迫征象，神经电生理可见左侧面神经 AMR 阳性，提示面神经异位兴奋，因而左侧偏侧面肌痉挛诊断明确。鉴别诊断上，偏侧面肌痉挛最主要鉴别的是眼睑痉挛，后者是面部的肌张力障碍，常常双侧受累，多以眼轮匝肌受累为主，痉挛与抽搐不同的是，异常运动的模式上往往有收缩高峰的停顿，神经电生理 AMR 以及 3D-TOF-MRA 可以帮助鉴别。此外偏侧面肌痉挛还需与局灶性癫痫相鉴别。

六、综述：偏侧面肌痉挛

偏侧面肌痉挛（hemifacial spasm）是一种临床常见的以运动增多的阳性症状为表现的周围神经病，临床以一侧面部肌肉阵发性不自主抽动为特点。发病率女性 0.81/10 万，男性 0.74/10 万，女性高于男性，亚洲人群发生率更高[1, 2]。

偏侧面肌痉挛病因最常见在面神经出脑处异形的血管压迫，血管可以是小脑前下动脉、PICA、小脑上动脉以及静脉，还可能是肿瘤、肉芽肿、血管畸形等压迫或刺激所致。发病机制与压迫刺激导致的异位兴奋和伪突触有关。

临床上，偏侧面肌痉挛主要表现为一侧面部肌肉不自主地抽搐，不伴有疼痛，可累及所有面神经支配的肌肉。常从眼轮匝肌开始，逐渐向口角及整个面部扩展，精神紧张、疲劳及自主运动时加重，休息及睡眠时减轻或者消失。

辅助检查方面神经电生理可见 AMR，可用于和眼睑痉挛的鉴别[3]。头颅 MRI 特别是 3D-TOF-MRA 可显示面神经根部的压迫协助诊断，面神经受压血管以小脑前下动脉最为常见，其他血管包括 PICA、椎动脉、静脉等，值得一提的是，临床有意义的面神经压迫常常发生在面神经出脑处（root exit zone，REZ），推测与该处髓鞘由中枢髓鞘成分演变为周围髓鞘成分、结构相对薄弱、对压迫刺激更为敏感有关[4, 5]。

在治疗方面，偏侧面肌痉挛可以药物治疗、肉毒毒素注射治疗及手术治疗。药物治疗方面，常用卡马西平、安定，而奥卡西平、加巴喷丁等均可试用。A 型肉毒毒素面部肌肉注射被证实是安全和有效的[6, 7]，不同文献报道的有效率在 76%～100%，平均疗效持续时间 2.6～6 个月，肉毒毒素越来越广泛的被应用于偏侧面肌痉挛的治疗。对于原发的、症状严重的、药物及肉毒素注射效果差的可考虑手术治疗，微血管减压术有效率 88%～97%。

七、推荐阅读文献

[1] WU Y, DAVIDSON A L, PAN T, et al. Asian over-representation among patients with hemifacial spasm

compared to patients with cranial-cervical dystonia [J] . J Neurol Sci, 2010, 298 (1-2): 61-63.

参 考 文 献

［1］ AUGER R G, WHISNANT J P. Hemifacial spasm in Rochester and Olmsted County, Minnesota, 1960 to 1984 [J] . Arch Neurol, 1990, 47 (11): 1233-1234.

［2］ WU Y, DAVIDSON A L, PAN T, et al. Asian over-representation among patients with hemifacial spasm compared to patients with cranial-cervical dystonia [J] . J Neurol Sci, 2010, 298 (1-2): 61-63.

［3］ ISHIKAWA M, OHIRA T, NAMIKI J, et al. Abnormal muscle response（lateral spread）and F-wave in patients with hemifacial spasm [J] . J Neurol Sci, 1996, 137 (2): 109-116.

［4］ 吴国庆，王蕾，尹卫宁，等．面神经 3D-TOF-MRA 及 3D-FIESTA 扫描对原发性面肌痉挛手术的指导价值［J］．中华医学杂志，2013，93（45）：3614-3616.

［5］ EL RE, LANGNER S, BALDAUF J, et al. Value of 3-dimensional high-resolution magnetic resonance imaging in detecting the offending vessel in hemifacial spasm: comparison with intraoperative high definition endoscopic visualization [J] . Neurosurgery, 2013, 73 (1): 58-67.

［6］ HALLETT M, ALBANESE A, DRESSLER D, et al. Evidence-based review and assessment of botulinum neurotoxin for the treatment of movement disorders [J] . Toxicon, 2013, 67: 94-114.

［7］ 肉毒毒素治疗应用专家组，中华医学会神经病学分会帕金森病及运动障碍学组．中国肉毒毒素治疗应用专家共识［J］．中华神经科杂志，2018，51（10）：779-786.

（赵　蕾）

病例 36　双眼睁眼费力 1 月余，加重 10 天

一、病史

一般情况：患者中年女性，家庭妇女。

现病史：1 个月前无明显诱因逐渐出现双眼睁眼略费力，偶有双眼不自主眨眼，但可受控制，睡眠时消失，不影响日常生活，不伴腹痛、腹泻，不伴发热及咳痰，不伴肢体麻木无力，不伴头晕头痛，不伴呼吸困难，不伴饮水呛咳及吞咽困难，未予特殊诊治；患者自觉近 10 天双眼睁眼费力较前加重，劳累后加重，休息后睁眼费力症状可缓解，且双眼睑同时不自主眨眼频率增加，自己无法控制，见光刺激等眨眼频次增加，闭眼及睡眠消失，不伴复视及视物模糊，不伴饮水呛咳及吞咽困难，不伴呼吸困难及肢体无力，不伴咀嚼费力。现为求进一步诊治，以"眼肌肌无力"收入院。

既往史：体健（－），否认高血压，糖尿病，否认冠心病，否认房颤，否认肝炎病史及其密切接触史，否认结核病史及其密切接触史，否认血制品输注史，否认过敏史，预防接种史按计划进行。

个人史：原籍出生，无外地久居史，无血吸虫病疫水接触史，无地方病或传染病流行

区居住史，无毒物、粉尘及放射性物质接触史，生活较规律，无缺乏体力活动等不健康生活习惯，无吸烟史，无饮酒史；无冶游史，无性病史。

家族史：无家族性遗传病、传染病史，无冠心病早发家族史，无高血压家族史，无糖尿病家族史。

二、内科查体

体温 36 ℃，脉搏 76 次 /min，呼吸频率 18 次 /min，血压 140/80mmHg。

三、神经系统专科查体

一般情况：神清语利，高级皮层功能未见异常。

颅神经：双侧眼睑不自主收缩，双侧瞳孔正大等圆，瞳孔对光反射灵敏，双眼眼动充分，眼震（－），双眼闭合有力，双侧额纹及鼻唇沟对称，伸舌居中，咀嚼肌有力，咽反射存在，软腭上抬有力，转颈有力，余颅神经查体（－）。双眼疲劳试验（＋）。

运动系统：四肢近端及远端肢体肌力正常，四肢肌张力正常，双侧腱反射活跃。

双侧共济运动（－）；

双侧病理征（－）；

脑膜刺激征（－）。

四、辅助检查

腰穿：压力正常，脑脊液生化：Glu 3.71mmol/L，Cl 119mmol/L，Pro 226mg/L，脑脊液常规检查：WBC $2×10^6$/L。

冰敷试验（－），新斯的明试验（－）。

五、诊断与讨论

诊断：Meige 综合征（Meige syndrome）。

讨论：主要依据眼睑痉挛和（或）口面部肌肉对称性、不规则收缩，Tricks 现象以及睡眠时消失等临床特点，可以明确诊断本病，患者接受氯硝西泮及 A 型肉毒毒素局部注射，效果明显。

本患者需要与以下疾病鉴别：

1. 特发性面肌痉挛：面肌痉挛与 Meige 综合征是不同的两种疾病。面肌痉挛表现为阵发性单侧面肌的不自主抽搐，即一种间歇、不随意、不规则的阵发样面部肌肉收缩。大多数限于一侧，常发于眼睑，可波及面部肌肉，发作严重者终日抽搐不停。常在疲倦、精神紧张、自主运动时加剧。1 次抽搐短则数秒，长至 10 余分钟，间歇期长短不定。不少患者于抽搐时伴有面部轻度疼痛，一些患者可伴有同侧头痛、耳鸣。双侧面肌痉挛时更需要与 Meige 综合征鉴别，一般情况下前者异常肌反应呈阳性。

2. 三叉神经痛：三叉神经痛是一种面部阵发性短暂的剧烈疼痛，疼痛严重时可伴有面部肌肉抽搐。Meige 综合征严重时也会出现面部疼痛症状，但是疼痛感没有三叉神经痛强烈。

3. 布鲁热综合征：布鲁热综合征有张大口症状，在肌张力障碍发作间歇期阵发性呼吸深快，同时伴发眼球震颤，其发病机制定位在丘脑。

4. 重症肌无力：Meige 综合征与重症肌无力均有睁眼困难症状，但后者为提上睑肌肌力异常，常有晨轻暮重现象，新斯的明试验阳性；而前者为眼轮匝肌阵发性挛缩或强直性收缩导致的眼睑闭合，提上睑肌肌力正常。

5. 抽动秽语综合征：抽动一般首发于面部，表现为眼和面肌迅速、反复不规则的抽动，如眨眼、鼻子抽动、扮鬼脸，以后出现其他部位的运动性抽动，如甩头、点头、颈部快速而短促伸展、耸肩，症状可逐渐向上肢、躯干或下肢发展，出现肢体或躯干短暂的、暴发性的不自主运动，如上肢投掷运动、踢腿、下跪、屈膝、顿足或躯干弯曲、扭转动作等。时常在抽动时不自主发声，呈现为咒骂状。易与 Meige 综合征鉴别。

六、综述：Meige 综合征

Meige 综合征是 1910 年由法国神经病学家 Henry Meige 首先描述并以其名字命名的疾病，以眼睑痉挛、下颌肌张力障碍为主要症状。近年来，有学者建议将本病命名为"节段性颅颈部肌张力障碍"，平均发病年龄 60 岁，男女性别比例约为 1∶2。尽管其总体发病率目前国内外尚无确切报道，但近年来研究发现其患病人数呈明显上升趋势，已引起眼科、神经内外科的高度重视。

（一）病因和发病机制

迄今为止，Meige 综合征确切的病因和发病机制尚不清楚。目前认为心理因素、药物（抗精神病药物、抗震颤麻痹药物、抗组胺药物等）、创伤及口腔操作或手术等因素导致的脑内神经介质，尤其乙酰胆碱及多巴胺的平衡失调，可能与本病的发生有关。

（二）临床表现及分型

本病通常缓慢起病，发病前多有眼部不适，如眼干、眼涩、眼胀、畏光等。最常见的首发症状为眼睑痉挛，部分患者从眼睑痉挛开始逐渐累及下面部、口、下颌、舌部的肌肉，累及咽喉肌和呼吸肌时可导致构音障碍、呼吸困难。少数患者伴有颈部、躯干或中线部位肌肉痉挛性肌张力异常。上述症状在疲劳、日光刺激、注视、紧张时加重，睡眠时消失。Tricks 现象是本病的临床特征之一，表现为患者在讲话、打哈欠、咀嚼、吹口哨、唱歌、敲打颈后时，临床症状可以明显缓解。根据累及部位，本病可分为以下类型：

1. 眼睑痉挛型：表现为眼睑阵发性不自主痉挛或强直性收缩或不自主眨眼。约 25%

患者以单侧眼睑痉挛起病,逐渐发展为双侧。

2. 眼睑痉挛合并口下颌肌张力障碍型:在表现眼睑痉挛的同时,口唇及颌面部肌肉亦呈痉挛性收缩,表现噘嘴、缩唇、张口、伸舌、嘴角及面肌不自主抽动,患者呈怪异表情。

3. 口下颌肌张力障碍型:仅有口唇及颌部肌肉痉挛性抽动。

4. 其他型:在上述 3 个类型的基础上合并颈、躯干、肢体肌张力障碍。

(三)诊断

1. 主要依据眼睑痉挛和 / 或口面部肌肉对称性、不规则收缩,Tricks 现象以及睡眠时消失等临床特点,可诊断本病。

2. 目前尚无确诊本病的特异性检查。

(四)治疗方法

临床以对症治疗、提高生活质量为主要目的。治疗方法包括口服药物、A 型肉毒毒素(botulinum toxin)局部注射、脑深部电刺激手术等。原则上一般对早期患者首先采取口服药物治疗,并可结合局部注射治疗;对病程较长、口服及局部注射治疗效果不佳、患者日常生活明显受到影响者,可考虑手术治疗。脑深部电刺激术是一个有益的治疗选择,具有微创、可逆、可调控、个性化等特征。国际上多选择苍白球内侧部作为治疗靶点,已获得较为理想的疗效。方法的选择建议逐步升级,循序渐进。

七、推荐阅读文献

[1] PANDEY S, SHARMA S. Meige's syndrome: History, epidemiology, clinical features, pathogenesis and treatment [J]. J Neurol Sci, 2017, 372: 162-170.

(付 伟)

第7章 其他疾病

病例 37　嗜睡、高级智能减退 10 天

一、病史

一般情况：患者男性 66 岁，退休。

患者 10 天前无明显诱因出现嗜睡，唤醒后言语清晰，但记忆力减退，尤其是近期事件记忆减退，时间定向力障碍，执行能力下降，日常活动能力明显受限，情感淡漠，不伴头痛、头晕、恶心、呕吐，遂就诊我院门诊，头颅 MRI 示"胼胝体压部、体部、右侧海马、右侧大脑颞枕叶白质、左侧枕叶见稍长 T1 稍长 T2 信号影，DWI 及表观扩散系数（ADC）呈稍高信号"为进一步诊断收入病房。患者病来食欲差，大小便如常，体重无明显变化。

既往史：糖尿病 3 年，血糖控制可；心律失常 5 年，因窦缓及房室传导阻滞曾被建议安装心脏起搏器，患者拒绝；余既往史无特殊。

个人史：生活较规律，缺乏体育锻炼，无其他不健康生活习惯，吸烟史 20 余年，每天约 20 支，已戒烟 24 年；饮酒 30 余年，折合酒精每日约 50g，未戒酒；否认毒物及放射性物质接触史。

婚育史：适龄结婚，育有 1 女，配偶高血压。

家族史：无特殊。

二、内科系统体格检查

体温 36.3 ℃，脉搏 58 次 /min，呼吸频率 18 次 /min，血压 106/60mmHg，意识清，表情淡漠，家属搀扶下步入病房，心律齐，未及病理性杂音及额外心音。双肺呼吸音清，肝脾不大，四肢无水肿。

三、神经系统专科检查

一般情况：神清，表情淡漠。

精神智能状态：言语欠流利，理解力可，定向力、近记忆力、计算力差。

脑神经：双侧瞳孔等大正圆，直径 3mm，光反射灵敏，双侧额纹及面纹对称，伸舌居中。

运动系统：四肢肌力、肌张力正常，未引出病理征。

感觉系统：四肢深浅感觉对称。

反射：四肢腱反射对称存在。

共济运动：未见明显异常。

步态：行走速度慢，步态尚正常。

脑膜刺激征：颈强直（＋），Brudzinski 征（－），Kernig 征（－）。

四、入院时神经系统评分

GCS 评分 15 分（E4V5M6），MMSE 15 份，MOCA 8 分，CDT 1 分，ADL 30 分，HAMA 19 分，HAMD 13 分。

五、辅助检查

血液学检查：CRP ＜1mg/L，WBC 6.42×10^9/L，RBC 4.23×10^{12}/L，Hb 136.00g/L，血细胞比容（HCT）38.60%，PLT 213.00×10^9/L，NEUT% 62.20%，嗜酸性粒细胞百分比（EOS%）0.30%；肝肾功能：未见异常。凝血：D- 二聚体 0.97mg/L FEU，余正常范围；甲状腺功能（－）；肿瘤标志物：总前列腺特异抗原（T-PSA），游离前列腺特异抗原（F-PSA），CA19-9，SCCA，CA15-3，CEA，AFP，CYFRA21-1，NSE、胃泌素释放肽前体（pro-GRP）均未见异常；感染四项（－），EBV-DNA 9.61×10^2 copies/mL↑；TORCH：风疹病毒 IgG 抗体阳性，巨细胞病毒 IgG 抗体阳性，单纯疱疹病毒 1 型 IgG 抗体阳性。

心电图：显著的窦性心动过缓及不齐，Ⅰ度房室传导阻滞。超声心动图示二尖瓣少量反流。动态心电图考虑病态窦房结综合征。

头颅 MRI 检查（12 月 16 日；图 7-1）：胼胝体压部、体部、右侧海马、右侧大脑颞枕叶白质、左侧枕叶见稍长 T1 稍长 T2 信号影，DWI 及 ADC 呈稍高信号；头颅 MRI 增强（12 月 26 日；图 7-2）：双侧大脑室管膜下，右侧大脑颞枕叶白质、胼胝体压部、体部见多发 T2 稍高信号影，增强扫描明显强化，右大脑病变周围见明显水肿带。左侧脑室稍受压，中线结构向左移位。

胸部 CT：双肺多发微结节，左肺下叶钙化结节，冠脉钙化，肝囊肿，副脾。腹部超声：脂肪肝，肝囊肿，左肾囊肿。全腹部增强 CT：肝囊肿、左肾囊肿、膀胱结石、尿管置入术后。淋巴结超声：右腋窝多发淋巴结（结构尚清）。

脑脊液：压力 $140cmH_2O$，常规：总细胞数 39×10^6/L，WBC 38×10^6/L，PMN% 2.6%，MN% 97.4%；Glu 3.77mmol/L，Cl 118mmol/L，Pro 2 415mg/L；脑脊液抗酸、墨汁、细菌＋真菌培养、TB-SPOT、TORCH 均未见异常。

12 月 29 日患者行脑组织穿刺活检，病理（冰冻＋石蜡染色）：神经胶质中见淋巴细胞弥漫片状增生，细胞中等偏大，有异型性，可见核仁及核分裂像，并可见星空现象，免疫组化染色：CD20 弥漫＋，CD10（－）、BCL-6（－）、BCL-2（－）、Mum-1（散在弱＋）、

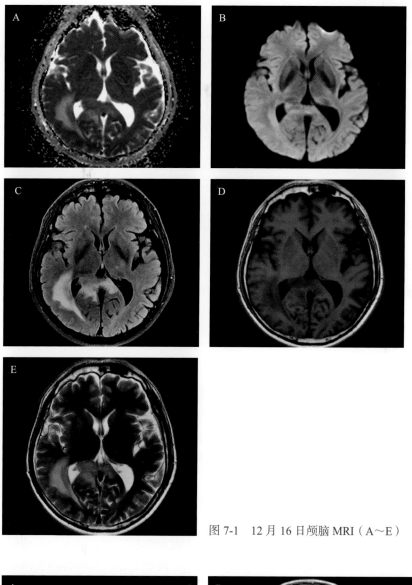

图 7-1　12 月 16 日颅脑 MRI（A～E）

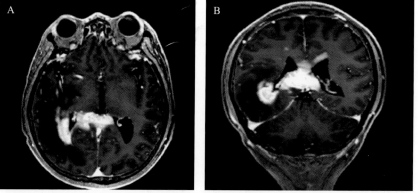

图 7-2　12 月 26 日颅脑 MRI 增强（A、B）

CD3（T 细胞＋）、CD5（＋）、cyclin D1（－）、TdT（－）、CD43（－）、CD23（－）、C-MYC（25%＋）、Vimentin（＋）、Ki-67（95%＋）。结论：高级别 B 细胞淋巴瘤。

六、诊断和讨论

诊断：原发中枢神经系统淋巴瘤（PCNSL，高级别 B 细胞淋巴瘤）

讨论：定位诊断：患者记忆力、计算力、理解力、执行力等全面认知功能下降，定位于皮层及广泛皮层下联络纤维，结合患者颅脑 MRI 检查结果，定位于右侧颞顶叶、海马、胼胝体等部位。定性诊断：患者亚急性进展性病程，临床表现为高级智能减退，结合颅脑 MRI 检查结果，考虑颅内占位性病变可能，因颅脑 MRI 提示颅内病变占位效果显著，周边水肿明显，强化显示病灶中心团块样强化，结合影像学特点考虑淋巴瘤可能性大，因患者无发热、精神症状轻，暂不考虑颅内感染性病变，鉴别诊断需除外胶质瘤和中枢神经炎性假瘤，需活检进一步鉴别。入院后完善脑组织穿刺活检，提示为 B 细胞淋巴瘤，同时完善胸腹盆 CT 及淋巴结超声检查，未见其他系统受累证据，因此考虑 PCNSL。

七、综述：PCNSL

概述：PCNSL 是一种少见的侵袭性结外非霍奇金淋巴瘤，仅局限在脑、脊髓、软脑膜及眼球。推测发病率约为 0.44/10 万，占原发颅内肿瘤的 2%。中位发病年龄 65 岁；PCNSL 预后不良，5 年生存率 29.9%，10 年生存率在 22.2%。大概 90% PCNSL 是弥漫大 B 细胞淋巴瘤（CD19，CD20 及 CD79a），2% 为 T 细胞淋巴瘤[1]。在 HIV 感染或器官移植等免疫缺陷患者中好发[2]，近年来由于各种原因及检测技术的提升，PCNSL 患者在免疫功能正常者中的发病呈率逐渐上升趋势[6]。

临床表现缺乏特征性[3, 4]，由病灶部位及大小所决定，但全身 B 型症状少见，如发热、盗汗及体重减轻不多见等。临床以局灶神经功能缺损表现最为常见，包括认知缺损、偏瘫、语言障碍、记忆障碍等，其次包括颅内压升高表现如头痛、恶心呕吐等；也可见首先症状以癫痫起病者，其中有 10%～20% 患者出现脑室、脑膜受累，临床表现为颅神经及脊神经根受累症状，部分患者眼球受累可表现出眼痛、玻璃体混浊、视物模糊等症状。

在大多数免疫功能正常的 PCNSL 患者中[4, 5]，影像学表现为颅内单一病灶，20%～40% 患者存在颅内多发病灶，病灶多位于幕上及侧脑室旁，PCNSL 属于富集细胞性肿瘤，肿瘤细胞密集存在，细胞间质少，因此在头 CT 上表现为等或高信号；在头 MRI 上病灶内弥散受限[6]，因此 DWI 呈高信号，与胶质瘤不同，病灶很少伴有钙化、坏死及出血，边界往往较为清楚，伴病灶周边血管性水肿。增强 MRI 提示均一性增强的实性团块，典型者可出现"尖角征""脐征""握拳征"等，而在免疫功能抑制患者可表现为环状强化；PCNSL 的颅脑 MRI 表现见图 7-3。有研究发现[7]，PET/CT 在鉴别 PCNSL 与胶质瘤方面具有一定临床意义，在 PCNSL 患者中肿瘤呈均匀性摄取增高，最大标准摄取值（SUV_{max}）在 14～22 之间，病灶摄取 / 正常皮层摄取（T/N）>2，而在胶质瘤患者中，肿瘤内部不

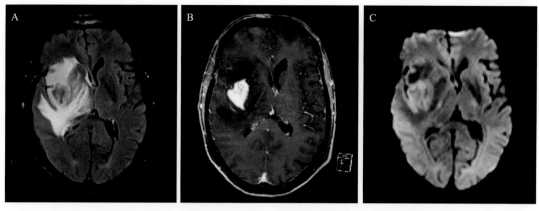

图 7-3   PCNSL 的颅脑 MRI 表现

（A 为 T2Flari，B 为 T1 增强，呈现尖角征及脐征；C 为 DWI，病灶呈弥散受限改变）

均匀摄取增高，病灶局部见低摄取坏死区，SUV_{max} 值为 9～11，T/N＜2。

PCNSL 目前诊断金标准仍为立体定向脑组织病理活检，典型的 PCNSL 病理学特征改变为肿瘤细胞排列密集、大小均一，围绕血管分布呈"袖套征"，肿瘤细胞异型性明显，核大浆少，可见核分裂像；在均匀一致肿瘤细胞背景上可见散在分布的巨噬细胞，形成"满天星"的典型改变；肿瘤细胞往往沿血管周围间隙、沿着神经纤维束播散，或者侵犯至血管内。PCNSL 脑组织活检病理表现见图 7-4。

脑脊液检查在 18%～20% 患者肿瘤细胞可播散至脑脊液当中，脑脊液检查可见淋巴细胞为主的白细胞数升高，脑脊液流式细胞监测可见 B 淋巴细胞单克隆特征，多数患者脑脊液蛋白升高[8]，部分患者可出现脑脊液糖低的情况，脑脊液细胞学＋免疫组化染色可发现肿瘤细胞[9]。PCNSL 的脑脊液细胞学表现见图 7-5。

由于脑组织活检存在相对风险，且部分病例脑组织活检无法获得等原因，一些研究专注于脑脊液生物学标记物的寻找[10]，目前研究证实对诊断存在帮助的生物学标志物包括：① EBV-DNA，研究显示其诊断的特异度为 96%，敏感度 75%～85%，阳性预测值为 50%；② sCD23，诊断的敏感度为 77%，特异度为 94%；③ MicroRNA，其在调控基因转录复制方面作用重大，有研究发现将 miR-21、MiR-19b、miR-92 三者联合对 PCNSL 诊断敏感度 97.4%，且与肿瘤体积呈相关性；④ IL-10，其为 B 淋巴细胞生长及分化因子，弥漫大 B 细胞淋巴瘤时脑脊液中 IL-10 水平显著升高[11]，有研究显示，脑脊液中 IL-10 截断值为 3pg/mL，诊断的敏感度为 94.7%，特异度 100%；⑤其他：CXCL13、游离免疫球蛋白轻链、sCD27 等均为热门的对诊断有帮助的生物学标志物。但目前关于 PCNSL 诊断的金标准仍为脑组织病理学检查，上述脑脊液生物学标志物仅作为辅助诊断，尚需进一步大样本量证实。

治疗：目前无论国内还是国外指南，均不推荐手术作为 PCNSL 的治疗，但因为确诊依赖脑组织病理学活检，因此脑立体定向活检因其创伤性小，取材部位精准，目前在 PCNSL 诊断中临床地位极高。对于个别脑疝及颅内压升高的患者，可进行手术治疗，解

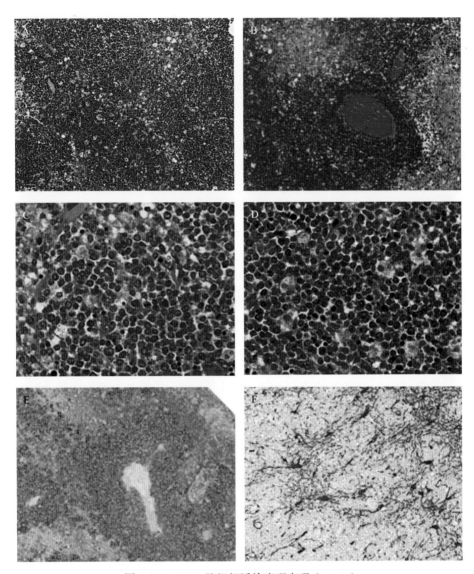

图 7-4　PCNSL 脑组织活检病理表现（A～F）

（HE 染色可见大小均匀抑制的肿瘤细胞，多呈灶性聚集，血管周围较为明显，肿瘤细胞染色质比较疏松，可见到核分裂像，内部可见散在巨噬细胞，CD20 免疫组化染色阳性，同时肿瘤灶内可见反应性胶质纤维增生）

除风险。化疗目前是 PCNSL 最重要的治疗手段[12]，大剂量甲氨蝶呤（HD-MTX）是大多数 PCNSL 联合化疗方案的核心，且多药联合化疗优于单药化疗，利妥昔单抗单药治疗可达到 33% 的影像学缓解率，且无严重毒性反应，是目前推崇的新型化疗方案。鞘内化疗可有效预防脑脊液播散；动脉化疗因其操作风险高及操作复杂性限制了其目前的临床应用。目前研究发现 HD-MTX 化疗联合全脑外放疗（WBRT）效率更高，可有效延长患者的生存期，但对于老年患者（>60 岁），由于 WBRT 导致的延迟神经毒性可能导致痴呆

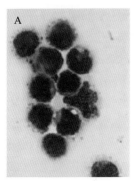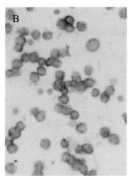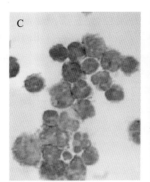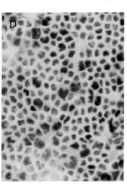

图 7-5 PCNSL 的脑脊液细胞学表现

（A 为 HE 染色；B 为 CD20 免疫组化染色；C 为 CD79a 免疫组化染色；D 为 Ki-67 免疫组化染色）

引起更高的病死率，因此联合治疗（化疗＋放疗）更推荐于年轻患者，而老年患者（＞60 岁）则以单独化疗为宜。而对于没有接受巩固放疗的人群，特别是年轻人群，在常规化疗后进行大剂量化疗联合自体干细胞移植是疗效最佳的方案，可将 5 年生存率提高到 79%。

预后：PCNSL 为进展性侵袭性恶性肿瘤，预后不佳，其中年龄≥60 岁、国际预后指数（IPI）评分≥ 2、LDH 水平升高、血管内皮标志物阳性提示预后不良；而免疫组化 BCL-6（＋），则提示预后良好。

八、推荐阅读文献

［1］ SINICROPE K, BATCHELOR T. Primary Central Nervous System Lymphoma [J] . Neurol Clin, 2018, 36 (3): 517-532.

参 考 文 献

［1］ VILLANO J L, KOSHY M, SHAIKH H, et al. Age, gender, and racial differences in incidence and survival in primary CNS lymphoma [J] . Br J Cancer, 2011, 105 (9): 1414-1418.

［2］ HERRLINGER U, SCHABET M, CLEMENS M, et al. Clinical presentation and therapeutic outcome in 26 patients with primary CNS lymphoma [J] . Acta Neurol Scand, 1998, 97 (4): 257-264.

［3］ SINICROPE K, BATCHELOR T. Primary Central Nervous System Lymphoma [J] . Neurol Clin, 2018, 36 (3): 517-532.

［4］ BATAILLE B, DELWAIL V, MENET E, et al. Primary intracerebral malignant lymphoma: report of 248 cases [J] . J Neurosurg, 2000, 92 (2): 261-266.

［5］ BÜHRING U, HERRLINGER U, KRINGS T, et al. MRI features of primary central nervous system lymphomas at presentation [J] . Neurology, 2001, 57 (3): 393-396.

［6］ NABAVIZADEH S A, VOSSOUGH A, HAJMOMENIAN M, et al. Neuroimaging in Central Nervous System Lymphoma [J] . Hematol Oncol Clin North Am, 2016, 30 (4): 799-821.

［7］ OSTROM Q T, GITTLEMAN H, FULOP J, et al. CBTRUS statistical report: primary brain and central nervous system tumors diagnosed in the United States in 2008—2012 [J] . Neuro Oncol, 2015, 17 (Suppl 4): 1-62.

［8］FISCHER L, JAHNKE K, MARTUS P, et al. The diagnostic value of cerebrospinal fluid pleocytosis and protein in the detection of lymphomatous meningitis in primary central nervous system lymphomas [J] . Haematologica, 2006, 91 (3): 429-430.

［9］关鸿志，陈琳，梁智勇，等. 原发中枢神经系统淋巴瘤的脑脊液细胞学诊断［J］. 协和医学杂志，2012，3（3）：273-278.

［10］BARANISKIN A, KUHNHENN J, SCHLEGEL U, et al. Identification of microRNAs in the cerebrospinal fluid as marker for primary diffuse large B-cell lymphoma of the central nervous system [J] . Blood, 2011, 117 (11): 3140-3146.

［11］WANG L, LUO L, GAO Z, et al. The diagnostic and prognostic value of interleukin-10 in cerebrospinal fluid for central nervous system lymphoma: a meta-analysis [J] . Leuk Lymphoma, 2017, 58 (10): 2452-2459.

［12］HAN C H, BATCHELOR T T. Diagnosis and management of primary central nervous system lymphoma [J] . Cancer, 2017, 123 (22): 4314-4324.

（李秀丽）

病例 38　发作性意识丧失伴肢体抽搐 10 个月，再发 3 天

一、病史

一般情况：患者男性，21 岁，待业青年。

现病史：患者 10 个月前自述午睡时手淫后入睡，约 1h 醒后，听见耳边有熟悉的音乐声音，似乎是令人愉悦的旋律，持续数秒后突发肢体强直、抽搐，呼之不应，双眼向上凝视、咬舌，无尿便失禁、口唇发紫等，持续 3～5min 后逐渐意识恢复，伴头痛呕吐、全身乏力，7～8min 可恢复正常，四肢活动可。于 2018 年 1 月就诊我院，完善 24h 脑电监测：双枕、后颞少量非同步单个尖波（右侧著）；左颞少量单个尖波发放。头 MRI：左侧海马体积较对侧略减小。考虑症状性癫痫，予苯巴比妥、左乙拉西坦等药物治疗，患者未再发作。出院后继续左乙拉西坦治疗，患者 2018 年 6 月因减药、2018 年 8 月上述症状再发 3 次，发作形式基本同前。3 天前（2018 年 10 月 4 日）13：00 午睡手淫，醒后即听见音乐声，随后大声喊叫，家人诉摔倒在床，呼之不应，四肢强直、抽搐，双眼向上凝视，伴咬舌、呼吸急促，持续 3min 后意识恢复，反复发作形式同前，但恢复时间延长至30～40min，家属觉发作间期呈朦胧状态，遂来我院诊治收入院。

既往史：未满月前右手中指末节意外坏死，高压氧舱治疗 1 周，后截去右手中指末节。否认发热惊厥病史。否认头外伤、颅内感染病史，否认糖尿病、高血压，否认心脏病，否认肝炎、结核，否认输血，否认药物过敏，预防接种史按计划进行。

个人史：足月顺产，否认窒息产伤，出生后生长发育正常，生于原籍，否认长期疫区滞留史，否认放射性物质及毒物接触史，戒烟 10 年，不嗜酒；足月顺产，生长发育与同龄人无差异，原籍出生，无外地久居史，无血吸虫病疫水接触史，无地方病或传染病流行

区居住史，无毒物、粉尘及放射性物质接触史，生活不规律，熬夜多。

婚育史：未婚未育。

家族史：否认发作性症状家族史，否认慢性病、遗传病及传染病家族史。

二、内科查体

体温 36.5 ℃，脉搏 60 次 /min，呼吸频率 18 次 /min，血压 123/70mmHg，SpO$_2$ 100%，内科查体未见明显异常。

三、神经专科查体

一般情况：意识清，言语流利。

颅神经正常。

运动系统：四肢肌力 V 级，肌张力正常，四肢腱反射活跃，未引出病理征。

感觉系统未见异常。

共济检查未见异常。

脑膜刺激征未引出。

四、入院时神经系统评分

GCS 评分 15 分（E4V5M6）。

五、入院后辅助检查

血液学检查：常规、生化、凝血、感染四项、甲状腺功能未见异常。

头颅 CT：脑实质未见明确异常征象，请结合临床，必要时 MRI 进一步检查，透明隔间腔形成，右侧上颌窦黏膜下囊肿。

头颅 MRI：左侧海马体积较对侧略减小，透明隔间腔，鼻窦炎。海马 T2Flari 冠状位见图 7-6。

脑电图：异常脑电图。左前颞、中颞及深部偶见单个尖波，右枕、后颞偶见中幅单个尖波。

六、诊断和讨论

诊断：以音乐幻觉为先兆的颞叶癫痫（性高潮诱导的反射性癫痫）（orgasm-induced seizures in temporal epilepsy with auras of musical hallucinations）。

讨论：本例患者以音乐先兆发作、继发强直阵挛发作为主要发病形式，每次均有性高

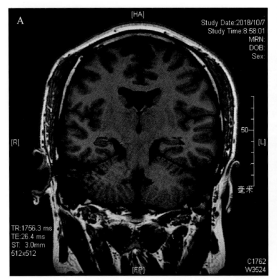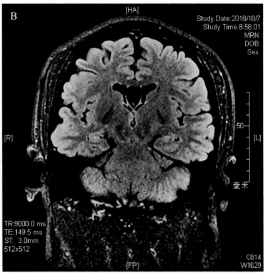

图 7-6　海马 T2Flari 冠状位可见左侧海马体积略小（A、B）

潮诱导，考虑为反射性癫痫；发作间期脑电图提示双颞尖波发放，左侧为著；头颅 MRI 提示左侧海马体积较对侧略小，综合考虑：性高潮诱导的以音乐幻觉为先兆的左侧颞叶癫痫。性高潮诱导的癫痫发作，通常在高潮之后的数分钟或数小时后发作，有别于高潮即刻的过度换气诱发的发作。目前报道，多数患者为女性，而且多并存有自发性发作和反射性的部分性发作。常定侧于右侧大脑半球。本例患者的特殊点在于：①青年男性，②手淫性高潮诱发的反射性癫痫，③伴有愉悦性的音乐幻觉的先兆发作，④左侧颞叶起源的可能。文献报道，性现象相关的癫痫发作，可能起源于中央后回的上部、顶叶旁矢状脑区、额叶和颞叶内侧/颞底部，特别是边缘系统-颞叶网络。本例患者癫痫发作的起源于左侧颞叶。癫痫发作中的音乐性幻觉是听幻觉的一类特殊形式，通常是患者熟悉的不愉快的音乐旋律。目前研究提示颞上回的活化或激活，是音乐幻觉发作的主要机制。本例患者的音乐幻觉是他熟悉的愉悦性音乐旋律。

　　本例患者提示性高潮可以触发边缘系统-颞叶网络及其相关皮层的已致敏神经元，并可出现患者熟悉的愉悦性音乐幻觉发作，继发性全面性强直-阵挛发作形式。深究反射性癫痫的发生机制，有助于癫痫灶的定侧、定位诊断，对手术治疗的决策可能起到关键性作用，并开启研究癫痫机制的重要窗口。

七、综述：反射性癫痫

　　反射性癫痫（reflex epilepsy）在临床上约占所有癫痫患者的 5%[1]，是指在反复、固定的、明确的感知或认知刺激下激发的癫痫，多在各种不同的感觉刺激如视觉、听觉、嗅觉、味觉、躯体觉、内脏觉及精神刺激下引起，特发性或症状性癫痫均可发生，前者较为多见[2,3]。在所有的癫痫患者中，引起癫痫发作的因素包括睡眠剥夺、全身性疾病、劳累、发热、精神紧张、饮酒等。但只有在某种特定条件下诱发引起癫痫发作为主要特点的癫痫，才可称为反射性癫痫。各种刺激最初在原发的感觉投射区产生爆炸性点燃，产生癫痫性活动，可以涉及一个区域的大脑皮质不再扩散，引起临床上的单纯部分性发作，也可以由皮质通过下行投射纤维传播到丘脑、脑干网状结构，引起意识丧失，再由丘脑投射系统传布到整个大脑皮质，产生继发性全面强直 - 阵挛发作。

（一）视觉诱发性癫痫

视觉诱发性癫痫是最常见的反射性癫痫类型，其中，光敏感性癫痫最常见，图形敏感性癫痫与光敏感性也有密切联系，几乎所有图形敏感性的患者都存在光敏感性反应（photoparoxysmal responses，PPR）；而注视 - 消失敏感性癫痫（fixation-off sensitivity，FOS）与光敏感性癫痫相反，是由于中心视觉消失而诱发癫痫发作以及脑电图异常的现象，表现为闭眼后或完全黑暗的环境中出现脑电图异常，但睁眼后或有灯光后正常。对光敏感性癫痫病理生理学机制的研究也最多，其可能的机制如下。

光敏感性癫痫患者枕叶皮质微观结构或功能紊乱，导致相应皮质运动区活动增强是诱发癫痫发作的根本原因：脑电图记录到光敏感性发作首先出现枕部棘波，该现象提示在光诱发发作中，枕叶皮质可能是枕叶光敏感性癫痫唯一的相关区域，也可能是全面性光敏感性癫痫发作的触发区域。VEP 研究发现，全面性光敏感性癫痫及特发性光敏感性枕叶癫痫发作与枕叶皮质异常兴奋及控制机制缺陷相关。在脑电图及相关功能磁共振（EEG/fMRI）的研究中发现，闪光刺激时额叶皮质区异常兴奋功能增加，PPR 时顶叶、前运动皮质及辅助运动区也可见相关的激活。光阵发性反应演化的光刺激试验中，脑磁图检查显示 γ 振荡频率与视觉皮质 γ- 氨基丁酸（GABA）浓度有关，并且 γ 波段同步化增强，这表明光敏感性癫痫患者高频振荡处理门控机制存在缺陷。

阅读性癫痫作为一种复杂的视觉诱发的癫痫，其发作机制尚不清楚，可能与周围肌（下颌肌）的本体感觉的重复输入、视觉系统异常及由阅读建立起来的条件反射有关。增加阅读的难度、感情活动或持续时间则增加阅读性癫痫患者发生癫痫的概率，这表明神经元间最大的相互作用至少是一个促发因素。阅读癫痫患者的结构影像多是正常的，但阅读或阅读时的情感活动诱发发作时，多个皮质和皮质下结构参与并相互作用。

（二）其他的反射性癫痫

体感刺激诱发的癫痫多为感觉性刺激产生的冲动传至原发性感觉投射区产生爆发性点燃，进而通过中枢神经通路有关，听觉诱发性癫痫反应与上部脑干结构有密切关系，脑干及身体外周的姿势调节机制在其发作的形式上起重要作用。进餐引起癫痫发作的机制比较复杂，不同病例其机制可能不完全相同，可能与嗅觉、味觉、视觉、本体觉、内脏觉和精神情感活动，甚至与条件反射等有关。有的在举臂将食物送入时发作，有的在咀嚼或吞咽时发作，此可能与举臂、咀嚼及吞咽肌的本体觉受刺激的运动诱发有关。有的在进食后不久发作，则可能系胃扩张所致。推测进食的各种冲动传入大脑边缘系统，激发了阈值低的杏仁核及其他相关结构放电所致。复杂反射性癫痫，如音乐所诱发的癫痫，发作期在左颞发现持续的尖波，曾有报道发现音乐诱发的癫痫发作与颞横回的听觉皮质相关。接电话诱发的癫痫发作可能与颞叶或颞叶外侧面有关。由思考和操作所致的癫痫发作可能涉及到计算、空间排列、空间思维等，发作起源一般均在右侧大脑半球，特别是在右侧前额叶或顶叶，也有研究认为与颞叶有关。惊吓反射的中枢是耳蜗核，中继核为脑桥尾侧网状核（reticularis pontis caudalis，RPC）。RPC 是网状脊髓束的起始点，以单突触联系于脑干和脊髓 α 运动神经元，也接受密集的躯体感觉输入，主要来自面部皮肤。RPC 受高分化控制，其他脑干核团、边缘系统，甚至皮质区域均可通过释放各种递质调节 RPC 传出。麻将游戏诱发的癫痫刺激因素非常复杂，不单是视觉、触觉、听觉或某种特殊刺激，而是涉及观察力、记忆力、计算力、思维活动、躯体感觉、本体感觉、焦虑、惊吓、激动、劳累及室内环境等多因素影响，是一个复杂的心理生理过程，使大脑处于过度兴奋、缺氧状态，导致发作间期 EEG 背景活动尚可出现不同程度的一种或多种异常改变，表现为 α 节律慢化、反应性及调节性消失、慢波性异常、快波性异常增多、清醒及浅睡眠中 6Hz 或 14Hz 阳性棘波、中线 θ 节律。

（三）总结

反射性癫痫的诊断需要确定特定的诱发因素，以及对这种特定的诱发因素的临床和 EEG 证据。反射性癫痫发病机制比较复杂，累及的是复杂的支持正常生理功能的功能 - 解剖神经元网。对于确诊反射性癫痫的患者，抗癫痫药物的选择同其他癫痫一样，主要是考虑临床发作类型、既往病史、患者的年龄、合并症及药物不良反应。但治疗方面最主要的还是去除诱发因素刺激，经过合理的综合治疗反射性癫痫预后一般较好。深入研究反射性癫痫的发生机制，将为人们深入理解和认识癫痫的病理生理学机制提供必要的证据。

八、推荐阅读文献

［1］ LIN K, GUARANHA M, WOLF P. Reflex epileptic mechanisms in ictogenesis and therapeutic consequences [J] . Expert Rev Neurother, 2016, 16 (5): 573-585.

［2］ BORELLI P, VEDOVELLO M, BRAGA M, et al. Persistent interictal musical hallucination in a patient with mesial temporal sclerosis-related epilepsy: first case report and etiopathological hypothesis [J] . Cogn Behav Neurol, 2016, 29 (4): 217-221.

参 考 文 献

［1］ KASTELEIJN-NOLST TDG. Provoked and reflex seizures: surprising or common? [J] . Epilepsia, 2012, 53 Suppl 4: 105-113.

［2］ WOLF P, KOEPP M. Reflex epilepsies ［M］ //Aminoff MJ, Boller F, Swaab DF. Handbook of clinical neurology. Amsterdam: Elsevier, 2012: 257-276.

［3］ KOEPP M J, CACIAGLI L, PRESSLER R M, et al. Reflex seizures, traits, and epilepsies: from physiology to pathology [J] . Lancet Neurol, 2016, 15 (1): 92-105.

（付　伟）

病例 39　右侧颈痛伴四肢无力 1 天

一、病史

一般情况：患者女性，64 岁，就诊时间 2018 年 11 月 13 日。

患者就诊前 1 天 18：00 在沙发上坐着时突发右侧颈部及右侧肩部剧烈疼痛，颈部活动受限，半小时后患者感觉右手无力不能握紧，随后出现右下肢无力，不伴言语不清、视物成双、尿便障碍，19：39 送至我院急诊，查体：神清语利，颅神经查体无特殊，左侧肢体肌力 V 级，右侧上下肢肌力 Ⅲ 级，双侧肢体痛觉对称，右侧 Babinski 征（＋），颈抵抗（＋），完善头颅 CT 见脑白质脱髓鞘改变，颈椎 CT（图 7-7）见颈椎术后改变，C4～C6 椎体水平脊髓后方可疑软组织影，给予止痛、营养神经治疗。入院前当日早上患者感左侧下肢麻木，查体左侧 T4 以针刺觉减退，余查体同前，为进一步诊治由急诊收入院。自发病以来，精神食欲可，二便正常。

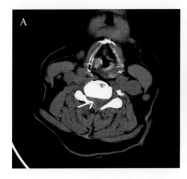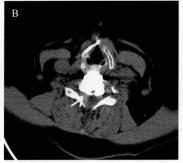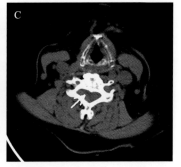

图 7-7　颈椎 CT 示见颈椎术后改变，C4～C6 椎体水平脊髓后方可疑软组织影（箭头）（A～C）

既往史：2004 年起床时突然颈部疼痛，当时四肢活动正常，完善头颅 MRI 提示"颈椎滑脱"行手术治疗，具体不详。否认高血压、糖尿病、冠心病史。

个人史：否认吸烟史；偶少量饮酒。余个人史无特殊。

婚育史：适龄婚育，育有 1 子，配偶体健。

家族史：否认家族性疾病及传染病史。

二、内科系统体格检查

体温 36.8 ℃，脉搏 78 次 /min，呼吸频率 22 次 /min，血压 146/75mmHg，SpO$_2$ 1.00，

心、肺、腹部查体未见明显异常。

三、神经系统专科检查

一般情况：神清，言语流利。

颅神经：粗测视野无缺损，双眼各向活动充分，无眼震复视，双侧面部针刺觉对称，示齿口角不偏，伸舌居中。

运动系统：双上肢肌力Ⅳ级，左下肢肌力Ⅳ级，右下肢肌力Ⅲ级，肌张力正常。

反射：双侧腱反射（＋＋），左侧掌颌反射（＋），双侧 Hoffmann 征阴性，双侧 Babinski 征（＋）。

感觉系统：左侧 T4 以下针刺觉减退。

脑膜刺激征：颈抵抗（＋）。

四、辅助检查

血气分析：pH 值 7.409，$PaCO_2$ 37.3mmHg，PaO_2 101.8mmHg。

头颈 CTA：右侧颈内动脉颅内 C4 段动脉硬化改变，右侧椎动脉纤细，以 V4 段为著。

入院后完善腰穿检查，脑脊液压力 130mmH$_2$O。脑脊液常规：外观透明，WBC $4×10^6$/L，红细胞总数 0。脑脊液生化：Glu 3.68mmol/L，Cl 127mmol/L，Pro 596mg/L↑。

颈椎 MRI（图 7-8）：C4～C6 椎体水平、椎管内占位，位于右后硬膜外，考虑硬膜外出血可能性大。颈椎退行性病变，术后改变。

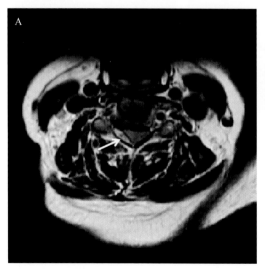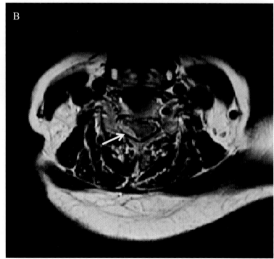

图 7-8   颈椎 MRI 见 C4～C6 椎体水平、椎管内占位（箭头），位于右后硬膜外，考虑硬膜外出血可能性大。颈椎退行性病变，术后改变（A、B）

五、诊断和讨论

诊断：颈髓硬膜外血肿

讨论：该患者因颈肩痛伴右侧肢体无力入急诊，随着病情发展，逐渐出现左侧肢体无力、麻木，查体体征由单侧肢体的肌力减退、单侧病理征阳性逐渐发展至四肢肌力减退、感觉平面及双下肢病理征出现，脊髓病变诊断逐渐明朗，直到 MRI 完成，颈髓硬膜外出血诊断基本明确。

对于这个案例的难点在于发病初期到达急诊室，在夜间急诊无行 MRI 检查条件情况下的诊断与治疗。对于单侧肢体无力伴颈部疼痛的患者，鉴别诊断考虑了以下疾病。

（1）急性脑梗死：患者中老年女性，急性起病，出现单侧上下肢肌力减退伴病理征阳性，头颅 CT 未见出血，需考虑急性脑梗死诊断。该患者发病 1h 余来诊，处于静脉溶栓时间窗内，需考虑是否静脉溶栓治疗。但该患者以下情况让我们对急性脑梗死的诊断存在疑虑，包括严重的颈部疼痛，很少的脑血管病危险因素，颅神经查体完全正常。因此，我们对患者做了以下进一步检查以鉴别诊断。

（2）颈部动脉夹层：患者严重的颈部疼痛，伴偏身肢体无力，需考虑颈部动脉夹层可能。进一步于急诊完善了头颈 CTA 检查，未见动脉夹层表现，故该诊断排除。

（3）颈椎滑脱：该患者既往有颈椎滑脱病史，本次发病症状与上次颈椎滑脱时症状相似，也表现为严重的颈部疼痛，使我们自然地联想到了该疾病，但该患者颈椎 CT 未见颈椎滑脱或严重颈椎骨质病变，该诊断排除。

（4）急性脊髓血管病：包括脊髓梗死、脊髓出血、脊髓硬膜外血肿等，均可以出现颈部疼痛伴偏身无力。进一步行颈椎 CT 示 C4～C6 椎体水平脊髓后方可疑软组织影，该疾病诊断可能性大。患者入院后行颈椎 MRI 检查，进一步将诊断锁定于颈髓硬膜外血肿。

该患者后转入神经外科，行椎板切除减压＋硬膜外血肿清除术，术后四肢肌力恢复至Ⅳ级，后出院。

六、综述：自发性椎管内硬膜外血肿（SSEH）

SSEH 是一种确切病因不明，以颈部或背部疼痛急性发作，伴快速进展性神经根或脊髓压迫为特征的疾病，若处理不及时可导致不可逆性神经损害，甚至造成患者死亡。

SSEH 的确切病因未明，也可能与以下几个方面有关[1]：①抗凝药物；②椎体肿瘤；③高血压。

SSEH 典型症状表现为突发性枕颈部、胸背部或者腰背部疼痛（血肿部位决定），可以放射至四肢，随即出现血肿部位以下不同程度的感觉或者运动功能障碍，以及括约肌和反射功能障碍（多为弛缓性瘫痪及尿潴留），严重者可发展为截瘫。部分患者可初始无疼痛，神经功能障碍表现为 Brown-Sequard 综合征；或者仅表现为剧烈疼痛而无神经功能缺失症状。神经功能障碍可以是进行性发展，也可以初始即为灾难性。大样本文献回顾分析提示，急性椎管内血肿患者从疼痛起病到严重神经功能障碍平均需时 10.5h[2]。

CT 对较小的 SSEH 检出率较低，且不能分辨血肿位于硬膜外或硬膜下，亦不能显示脊髓水肿情况。MRI 能清楚显示血肿的部位、范围及脊髓受压情况，是诊断 SSEH 唯一快速且最有价值的检查方法。硬模外血肿于矢状位呈梭形或带状，横断位呈新月形或弧形，可根据血肿信号变化特点来判断出血的时间，血肿 MRI 的信号变化主要与出血时间和 Hb 存在形式相关。①超急性期（<24h）：T1WI 等信号，T2WI 高信号；②急性期（1～3 天）：T1WI 等信号，T2WI 低信号；③亚急性早期（3～7 天）：T1WI 高信号，T2WI 低信号，亚急性晚期（7～14 天）T1WI、T2WI 均为高信号；④慢性期（>14 天）：随着高铁血红蛋白的增多，慢性期早期 T1WI、T2WI 像均为高信号，晚期可见特征性低信号含铁血红素环出现[3]。

目前自发性硬膜外血肿病因还不清楚，很难作预防性治疗。一旦明确诊断且临床有神经症状时，应及时采取血肿清除、脊髓减压术。术后神经功能的恢复取决于距脊髓减压手术的时间、术前血肿对脊髓的压迫程度以及脊髓损伤的严重程度。不完全性脊髓损伤时，在脊髓损伤节段以远有一些运动和感觉得以保留，预后较完全性脊髓损伤要好。手术距出现症状的时间越短，预后越好。早期手术减压，解除血肿对脊髓的压迫，可以避免神经功能恶化，获得良好的预后[4]。

七、推荐阅读文献

［1］ 钱邦平，邱勇，王斌，等. 自发性椎管内硬膜外血肿的早期识别与临床评估［J］. 中华外科杂志，2008，46（13）：977-980.

参 考 文 献

［1］ 钱邦平，邱勇，王斌，等. 自发性椎管内硬膜外血肿的早期识别与临床评估［J］. 中华外科杂志，2008，46（13）：977-980.

［2］ 彭德清，应广宇，朱亮亮，等. 急性自发椎管内血肿临床诊治及预后分析［J］. 中华急诊医学杂志，2016，25（4）：486-490.

［3］ 徐忠飞，吴玉林，郑建萍，等. 自发性椎管内硬膜外血肿的 MRI 诊断［J］. 医学影像学杂志，2014，24（1）：29-31.

［4］ 朱旭，陈学明，于振山. 颈胸段自发性硬膜外血肿 1 例报告［J］. 中国脊柱脊髓杂志，2006，16（1）：56，61.

（李　珺）